“运动即良药”系列

老年人日常健身运动指南

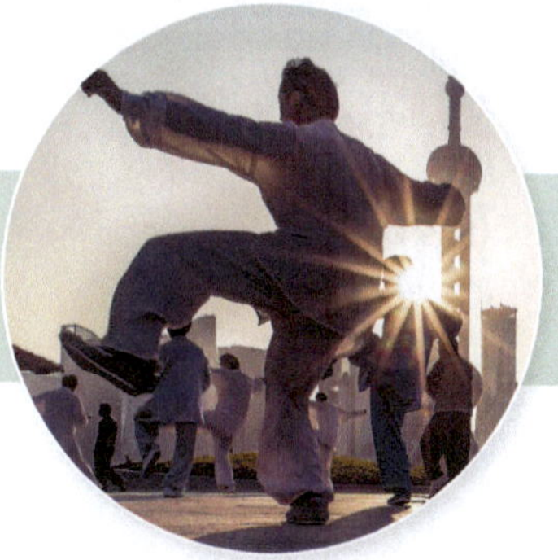

主编
吴雪萍

科学出版社
北京

内容简介

本书以老年人群为对象，通过反馈式、闭环式的锻炼方案（评估—干预—再评估）指导老年人在日常生活中开展锻炼活动、解决其盲目锻炼的问题，让老年人锻炼得更安全、更科学，帮助老年人提高身体活动水平、提升生活质量。此外，本书针对老年人锻炼环境及运动损伤的防与治也进行了相应介绍。

本书可供老年人及其家属阅读、借鉴，也可供老年人健身指导工作者参考、使用。阅读本书时应尽量按照章节的顺序，能够了解到正确的锻炼步骤，获得最佳的锻炼效果，避免损伤事故的发生。

图书在版编目（CIP）数据

老年人日常健身运动指南 / 吴雪萍主编 .—北京：科学出版社，2018.6

（运动即良药系列）

ISBN 978-7-03-057494-7

Ⅰ. ①老…　Ⅱ. ①吴…　Ⅲ. ①老年人－健身运动－指南　Ⅳ. ① R161.7-62

中国版本图书馆 CIP 数据核字（2018）第 105691 号

责任编辑：朱　灵

责任印制：谭宏宇 / 封面设计：殷　靓

科学出版社 出版

北京东黄城根北街 16 号

邮政编码：100717

http://www.sciencep.com

广东虎彩云印刷有限公司印刷

科学出版社发行　各地新华书店经销

*

2018 年 6 月第　一　版　开本：B5（720 × 1000）

2025 年 9 月第十一次印刷　印张：5 ¾

字数：103 000

定价：39.00 元

（如有印装质量问题，我社负责调换）

《老年人日常健身运动指南》编写组

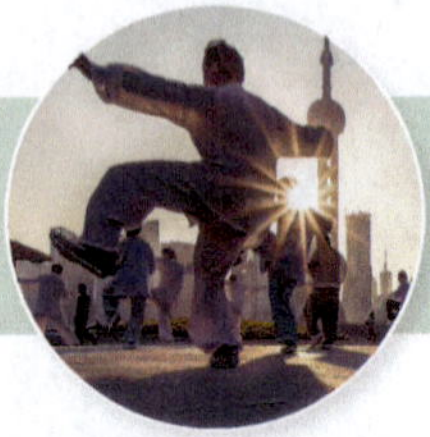

主　编

吴雪萍

副主编

韩　甲

编　委

（按姓氏笔画排序）

马海峰　王　锋　王丹丹　王烨君

王继超　王培凝　田园园　朱俊鹏

杨宏昌　杨德洪　吴雪萍　张　磊

孟　杰　周　璇　闻一鸣　章凌凌

韩　甲　谭景旺

加强体育锻炼，惠及健康生活

（代序）

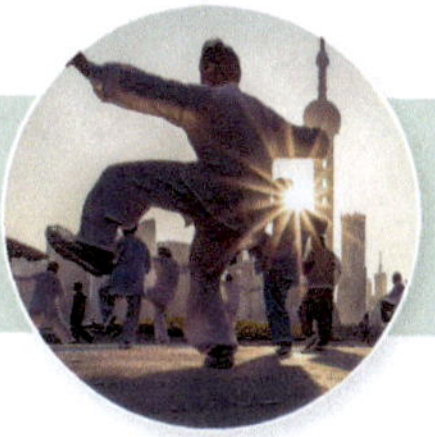

进入21世纪以来，人们日益关注的健康问题已经上升为国家战略。2016年10月25日，中共中央、国务院发布了《“健康中国2030”规划纲要》（以下简称《纲要》），这是今后15年推进健康中国建设的行动纲领，要求把健康融入所有政策，全方位、全周期保障人民健康，大幅提高健康水平。在《纲要》中，共34次提到“体育”这一关键词，这是因为体育运动与健康有着息息相关的内在联系。

“生命在于运动”，运动既是一门科学，也是一门艺术，更是一种健康的生活习惯，但并不是每一项运动都适合所有人，不同人群适宜的运动强度、运动时间也有所差异，不适宜的运动、运动不足或过度运动都有可能对健康造成损害。那么，究竟什么运动才适合自己？生了病也可以参加运动吗？

我们常说，“良药苦口利于病”，但并不是所有的疾病都只能咽下这苦不堪言的“良药”才能治愈，也不是咽下这口苦药就能药到病除。其实科学的运动处方也是一剂“良药”，而且还是一剂不用尝“苦”却具有显著效果的“良药”。那么，这“药方”该怎么开？我们自己能开吗？到底如何利用运动这剂“良药”来达到促进健康的目的呢？

要解决这些问题，当务之急是找到“合适的运动素材”，具体来说有两点：一是所选的项目和运动器材适合自己的年龄段；二是所选的运动对防治自己年龄段常见疾病有针对性和防治效果。

目前市面上有关体育锻炼的书籍虽然不少，但真正能够提供“合适的锻炼素材”的书籍仍比较缺乏。上海体育学院拥有许多具有较高科研水平和丰富教学经

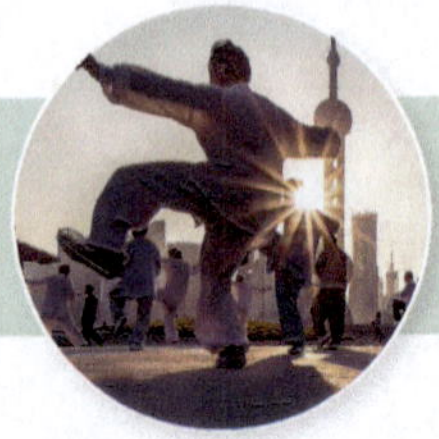

验的专家，他们均长期从事运动促进健康方面的研究，经验丰富，硕果累累。此次，学院专家们与科学出版社共同打造了这套“运动即良药”系列。

在编写过程中，我们不断摸索、调整，为青少年、中青年白领、老年人等不同人群分别设计运动方案，也介绍了羽毛球、游泳、广场舞等人们可普遍参与的专项运动；在努力形成统一风格以便读者阅读的同时，也尝试使用新的可视技术为读者提供更加直观的指导。

我们希望通过这套图书，能够更好地发挥运动的功能，为广大读者打开一扇通往健康生活的阳光之门。由于多种因素的制约，本套图书可能还存在有待改进之处，我们希望能够得到大家的鼓励和有益的评论，也欢迎广大读者实践后向我们反馈意见和建议，帮助我们把此项工作做得更好。

陈佩杰

2016 年 10 月

前　言

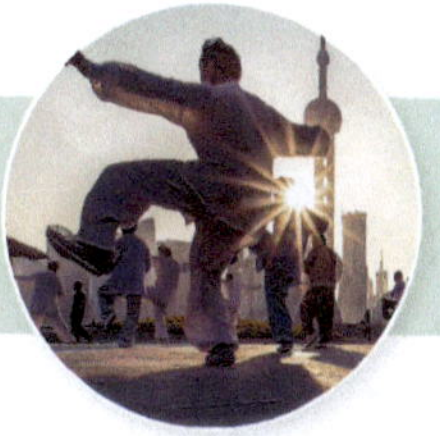

2016年，中共中央、国务院发布《“健康中国2030”规划纲要》（以下简称《纲要》），《纲要》指出要将“制定实施全民健身计划，普及科学健身知识和健身方法，推动全民健身生活化”作为健康中国建设的重要内容。以此为背景，国家体育总局于2017年8月10日在北京正式发布《全民健身指南》（以下简称《指南》），标志着国内首本科学健身“说明书”的诞生，内容包括居民参加体育健身活动前的安全性评估、运动能力测试与评价、个性化运动处方制定、一次体育健身活动方案、不同阶段体育健身活动方案等。《指南》的意义在于在全民健身计划与大众运动健身之间构建一个科学运动健身指导平台，将全民健身研究成果直接应用于全民健身实际，满足大众对运动健身不断增长的科学指导需求，在科学检测与评价个体身体形态、机能、运动能力和体育活动习惯的基础上，制订个性化体育健身活动方案，突出个体精准化体育健身特点，使大众的运动健身更具科学性。本书以老年人群为切入点，在遵从《指南》指导意见的前提下编写适合老年人日常健身活动开展的“口袋书”，帮助老年人提高身体活动水平，提升他们的生活质量。

本书为指导性图书，在编写过程中力求内容浅显易懂，操作简单实用，让老年人阅读后能够快速上手。在文字编撰过程中，尽量避免使用晦涩难懂的术语；在图片拍摄过程中，选取多个角度展现动作的关键环节；在测试指标上尽可能选取一些简单、易操作且不需要专业设备的评估项目。同时，为了让老年人能更直观地获取指导资料，本书还将示范动作通过视频的形式展现出来，老年人或其家

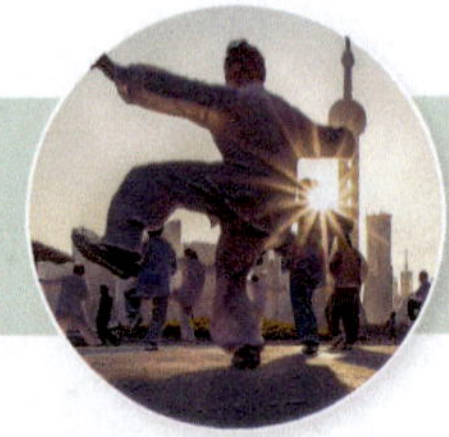

属可通过手机扫描二维码后观看技术动作的视频。

本书总体框架与《指南》内容保持一致，在运动能力评价、运动处方设定、健身活动方案及运动安全保障等方面都进行了探讨。本书第一章的主旨是明确问题，即发现老年人当前在健康方面普遍存在的问题以及运动帮助老年人解决这些问题的依据，确定了本书的编写范围。第二章主旨是发现问题并寻求解决方法，根据第一章确定的范围列举相应的测量方法和评分标准，让老年人了解他们的身体在哪些方面存在问题以及问题的严重程度。在此基础上制订一份锻炼方案（运动处方）来进行科学锻炼。第三章是本书最关键的部分，其主旨是指导老年人如何解决问题，该章的每一节都提供了多种锻炼动作，每一种锻炼动作都力求简单、易行、有效。第四章的主要内容是老年人运动损伤的防与治，其中列举了常见的运动损伤案例，并且为老年人提供了相应的预防和治疗方法，旨在通过加深老年人对于运动损伤的认识，来促进老年人更加健康合理地进行锻炼。

本书由上海体育学院吴雪萍教授担任主编，由上海体育学院韩甲教授担任副主编。全书共四章，第一章由谭景旺和张磊编写，第二章由杨德洪、杨宏昌、王丹丹、谭景旺、王培凝和张磊编写，第三章由王锋、朱俊鹏、孟杰、王继超和闻一鸣编写，第四章由章凌凌、王烨君、周璇和田园园编写。本书绘图由上海体育学院马海峰教授完成，同时在编写过程中得到了科学出版社编辑的专业指导和大力支持，在此一并表示感谢。

主 编

目 录

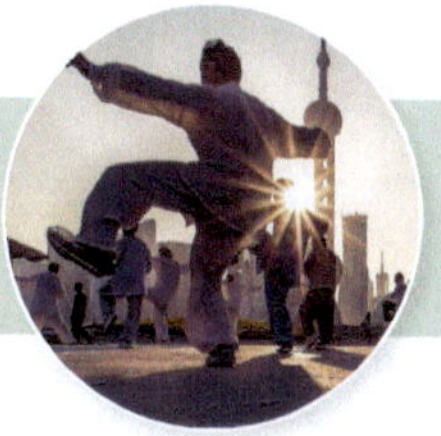

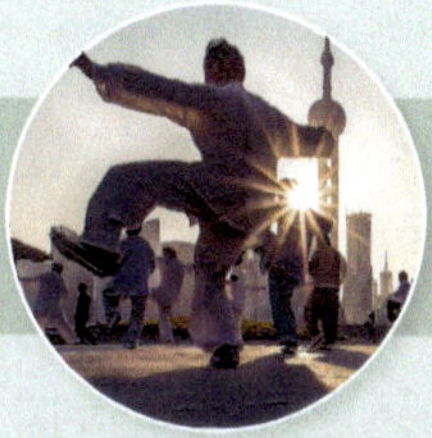

第一章

老年人为什么要运动

衰老对身体机能的影响

衰老是指机体随着年龄的增长在形态结构和生理功能方面出现的一系列慢性、进行性、退化性的变化，导致机体适应能力、储备能力日趋下降的过程。任何生物体都要经历生长、发育、成熟、衰老和死亡，随着年龄的增长，人体大部分生理系统都会产生结构和功能上的退化，这些生理变化会影响组织、器官和系统的功能，最终影响到老年人日常活动能力和独立行动能力。

关于老年人的定义，发达国家是指 65 岁及以上的人群，发展中国家是指 60 岁及以上的人群。目前我国规定，60 岁以上的人群为老年人，80 岁及以上的人群为高龄老年人。

从满足老年人日常生活所需基本能力和老年人运动角度分析，肌肉力量、平衡功能、柔韧功能、心肺功能和认知功能发挥着主要作用，是老年人完成日常动作的基础身体素质。增龄引起的生理变化会通过这五种身体素质表现出来，因此，通过研究这五种身体素质随年龄发生的变化及可抑制这些变化的因素，可为老年人运动实践提供一定的理论基础。

一、肌肉力量

肌肉力量是人体运动的基本身体素质，是指人体神经肌肉系统工作时克服或对抗阻力（如重力、惯性力、外力等）的能力。

老年人肌肉力量下降的原因是多方面的。第一是肌源性因素，增龄会导致老年人骨骼肌发生明显退化，表现为老年人骨骼肌纤维体积的减小和数量的减少，这些变化导致老年人肌肉爆发力和耐力下降进而影响部分身体功能。第二是神经源性因素，随着年龄的增长以及身体活动量的减少，老年人肌纤维对神经刺激的反应将会变慢，反射效率也会降低，导致老年人在进行肌肉收缩时不能够短时间内募集足够的肌纤维数量，进而使肌肉力量下降。第三，衰老导致的心血管功能下降也会影响肌肉所需原料的供应，从而降低肌肉的工作能力。第四，在多种复杂因素的相互作用下，肌肉力量逐渐下降并伴随着身体功能的逐年减退。

二、平衡功能

平衡功能是指身体所处的一种姿势状态或在运动、受到外力作用时，人体自动调整并维持姿势稳定性的一种能力。

人体平衡的维持由感觉输入、中枢整合和运动控制三个环节构成。感觉输入是指视觉、躯体感觉和前庭觉是平衡控制系统的信息输入通道；中枢整合是指多级神经中枢将传入的感觉进行整合加工，形成运动方案；运动控制是指中枢神经系统对多种感觉信息进行分析整合后下达运动指令，通过踝、膝和髋三个关节的调节将身体重心调整回到原来的范围内或重新建立新的平衡。在人体衰老过程中，年龄增长导致的机体结构和功能变化会直接影响这三个环节功能的正常发挥，从而导致平衡功能的减弱。

三、柔韧功能

柔韧功能是指人体关节活动幅度的大小及跨过关节的韧带、肌腱、肌肉、皮肤及其他组织的弹性和伸展能力。

进入老年期后，连接骨与骨的肌肉、肌腱、韧带、关节囊等软组织部分会逐渐发生老化、变形、挛缩、黏连进而萎缩，使柔韧性相应变差。由于关节软骨纤维化、骨化及磨损，使关节滑囊变得坚硬，导致关节灵活性变差，活动幅度减小。

四、心肺功能

心肺功能是指人体心血管系统和呼吸系统摄入、运输、吸收氧气，进行新陈代谢，产生能量的能力。心肺功能对于氧气、营养物质的分配和废物的运输具有重要作用，尤其是在进行一定强度身体活动时只有心肺功能正常运作才能保证身体正常工作、适应各种运作。

随着年龄增加，老年人心血管系统和呼吸系统会发生器质性和功能性退化。心血管系统方面，老年人心肌收缩力变小导致心输出量降低，血管弹性减弱导致外周阻力增大使血压升高；呼吸系统方面，增龄导致的肺功能减退表现在肺通气量、肺活量降低、肺残气量增加、动脉血氧含量降低等方面。

五、认知功能

认知功能是指人脑加工、储存和提取信息的能力，主要表现在学习记忆、认知加工速度、执行功能和语言理解表达等方面。

衰老导致的大脑结构和功能的改变是老年人认知功能变化的主要原因，表现在以下几个方面：①大脑重量逐渐减轻，脑细胞数量逐渐减少，尤其是躯体运动中枢脑细胞数量减少，使老年人运动协调性降低。②神经递质的能力下降，使老年人健忘、智力减退、注意力不集中、睡眠不佳、精神性格改变、动作迟缓痴呆等。③神经传导速度减慢，导致老年人对外界事物反应迟钝。④老年人身体活动能力下降，活动范围缩小，经视、听觉接受的外界信息和肢体本身的感觉、运动信息等减少，维持大脑正常功能所必需的各种刺激因而减少，造成老年人处理信息的能力逐渐下降。

运动改善老年人身体机能

机体衰老和死亡是不可改变的自然规律，但是衰老的速度却可以通过各种方式来减缓。运动在这一过程中发挥着重要作用，科学研究已证实老年人身体结构和功能可通过参加运动得到一定程度的改善。合理的运动会产生一定的运动负荷，使机体通过提高循环系统的工作能力来产生适应，进而提高全身组织细胞的代谢能力，维持各器官、系统的功能，减缓机体的老年性退变进程。而且，有规律的运动还具有延长老年人寿命、提高老年人生活自理能力、促进社会化和提高生活质量等作用。

一、运动提高肌肉力量

积极参加运动可以使老年人骨骼肌系统保持在较为高效的状态，保持或提高老年人肌肉力量。骨骼肌虽然是最早衰老的组织之一，但由于肌肉干细胞的存在，骨骼肌的可塑性极强。经常参加运动，肌纤维将变粗，坚韧有力，肌肉内能量储备增加，其利用率也得到提高，肌纤维的收缩性、传导性、反应性都得到改善。长期参加运动还可使老年人的爆发力、绝对肌力和耐力都得到提高。总之，老年人通过运动来增强肌肉力量，可以使老年人肌肉和骨骼保持较好的机能状态，降低老年人跌倒的风险。

二、运动提高平衡功能

由于人体平衡功能由感觉输入、中枢整合和运动控制三方面决定，运动提高老年人平衡能力的功效主要通过作用于感觉输入和运动控制这两个方面得以体现。

在感觉输入环节上，体育锻炼中的扭转、移动动作能够刺激老年人前庭系统和本体感觉系统，使其功能得到一定程度的提高。在运动控制环节，长期参加体育锻炼使老年人下肢各关节肌肉力量得以提升，由于肌肉力量和平衡功能具有很强的联系，因此老年人可以通过参加体育锻炼产生的肌力提升效果来增强平衡功能。

三、运动提高身体柔韧性

运动能够提高老年人柔韧性的原因在于一方面可以使老年人的关节得到润滑，另一方面还能使关节周围的韧带和骨骼肌得到牵伸。老年人通过参加运动，尤其是参加一些拉伸练习，会对上肢、下肢及躯干产生巨大的影响。例如，可以帮助他们增强关节、肌肉和韧带的灵活性，提高身体的柔韧功能，从而整体提高老年人身体动作幅度。

四、运动改善心肺功能

随年龄增长，呼吸系统会发生三个主要的变化，即肺泡体积逐渐增大、肺的弹性支持结构蜕变和呼吸肌力量减弱。肺的通气、换气功能都会下降从而影响氧的运输能力，经常参加锻炼可增加呼吸肌的力量和耐力、增加肺通气量、提高肺泡张开率、保持肺组织的弹性、胸廓的活动度，延缓肺泡因活动不足而老化的进程。

五、运动改善神经系统功能

经常参加体育锻炼，能改善中枢神经系统的功能、预防大脑衰老，主要表现为大脑皮质神经过程的兴奋性、均衡性和灵活性提高，反应的潜伏期缩短，使老年人精力充沛，动作敏捷，有较高的工作效率。体育活动还能解除疲劳和精神紧张，改善睡眠。此外，体育锻炼还可推迟全身衰老，防止老年性疾病，尤其能防止脑动脉硬化，维持大脑良好的血液供应。

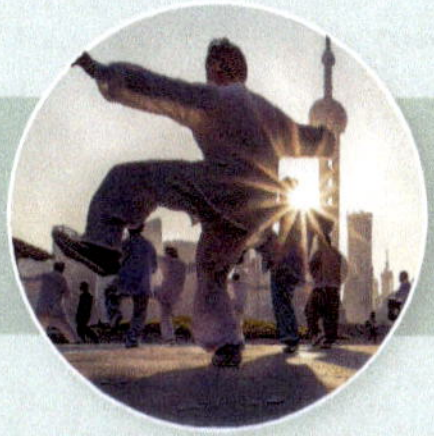

第二章

老年人身体功能检测及运动处方制定

老年人身体功能检测

一、肌肉力量测试

1. 30 秒胸前臂弯举测试

【测试目的】测量上肢力量。

【测试工具】秒表，哑铃（男 3.6 千克，女 2.3 千克），椅子。

【测试方法】受试者坐在椅子上，后背直立，脚平放在地上。身体的优势手臂侧（有力手臂侧）靠近椅子边缘，优势手臂侧的手握住哑铃。测试开始时，手臂位于体侧，垂直于地面，掌心朝向椅子。在听到“走”指令后，受试者转动手掌的同时完成臂弯举动作，然后伸展手臂还原，最后保持手握哑铃姿势。受试者在 30 秒内尽可能多地完成臂弯举动作。测试人员跪在受试者的优势手臂侧（或坐在椅子上），手指放在受试者肱二头肌中部，以防其上臂移动，确保整个动作的完成（受试者的前臂屈曲时应该挤压测试人员的手指）。整个测试过程中，受试者上臂保持稳定（相对静止不动），测试人员也可能需要把手放在受试者的肘部，以便受试者知道达到完全伸展的位置，同时预防手臂向后摆动。在测试者示范后，受试者应重复动作 1 ～ 3

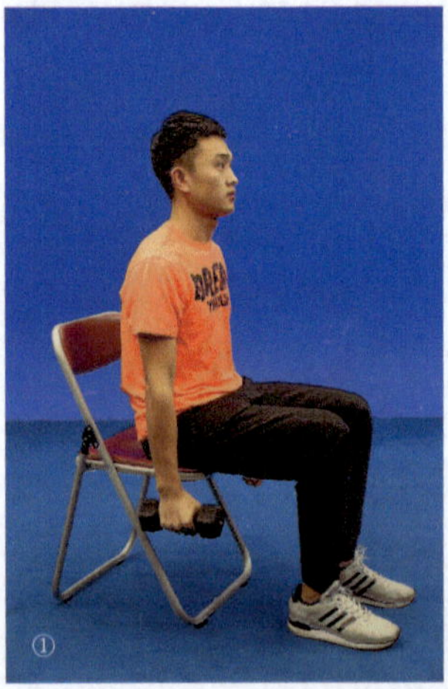

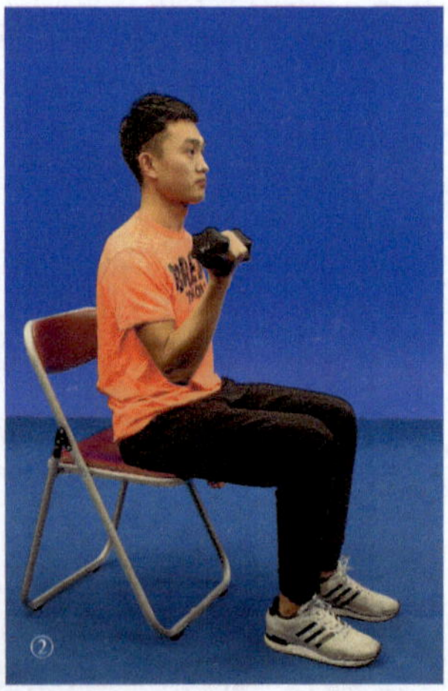

30 秒胸前臂弯举测试

次，确定受试者掌握正确动作后，才正式开始 30 秒臂弯举测试。

【结果记录】记录30秒内正确完成动作的次数。如果受试者在测试结束时，臂弯举动作完成已超过一半时，则记为 1 次。

2. 握力测试

【测试目的】握力是评价手臂力量的关键指标之一，它可以对上肢肌肉群的抓握能力进行评价。

【测试工具】电子握力计。

【测试方法】测试前，受试者测量手握住握力计，另一只手调整握距，将握距调整到测量者感觉舒适的位置。测试时，受试者调整身体直立，两脚分开站立同肩宽，测量手向下倾斜，掌心向内，尽全力抓握握力计。每人进行 2 次测量，取最好成绩，以千克为单位，精确到小数点后 1 位。

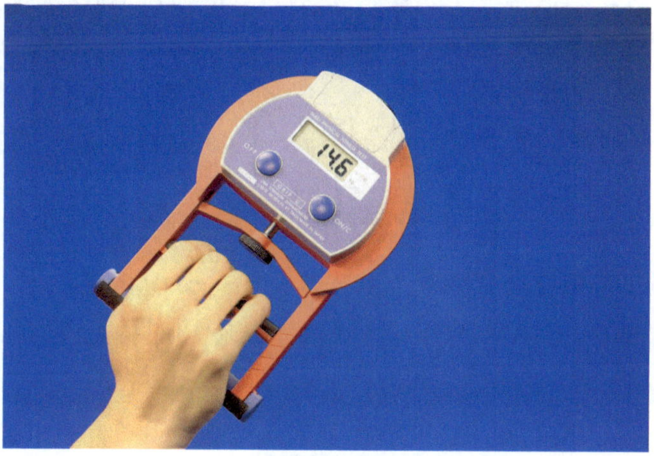

握力计使用方法

【评分标准】

握力评分标准（千克）

性别	年龄（岁）	1 分	2 分	3 分	4 分	5 分
男	60 ～ 64	21.5 ～ 26.9	27.0 ～ 34.4	34.5 ～ 40.4	40.5 ～ 47.5	>47.5
	65 ～ 69	21.0 ～ 24.9	25.0 ～ 32.0	32.1 ～ 38.1	38.2 ～ 44.8	>44.8
女	60 ～ 64	14.9 ～ 17.1	17.2 ～ 21.4	21.5 ～ 25.5	25.6 ～ 30.4	>30.4
	65 ～ 69	13.8 ～ 16.2	16.3 ～ 20.3	20.4 ～ 24.3	24.4 ～ 29.7	>29.7

标准参照：国民体质测定标准（老年人部分）

【注意事项】

- 测试时，受试者禁止摇晃手臂、使用下肢力量、或将测力计靠在大腿上。
- 如不确定哪只手为有力手，可两只手分别进行测量，记录最大测量值。
- 测量前，需将仪器调至“0”。

3. 30 秒坐立测试

30s 坐立测试

【测试目的】座椅站立测试成绩与爬楼梯、快走能力和摔倒风险呈显著相关，能够有效地预测下肢力量，同时这也是老年人进行下肢力量训练的有效方法。

【测试工具】采用普通的木制座椅，高度 40 厘米左右，椅背与椅面垂直。

【测试方法】受试者端坐在椅子上，两手交叉放置于胸前。挺胸抬头，后背贴紧椅背，两脚分开与肩同宽，膝关节弯曲接近 90°（对于身高较矮的受试者，可在脚下放置垫高物），听到指令“开始”后，开始测试，站立—坐下记为 1 次，记录 30 秒内完成的总次数。

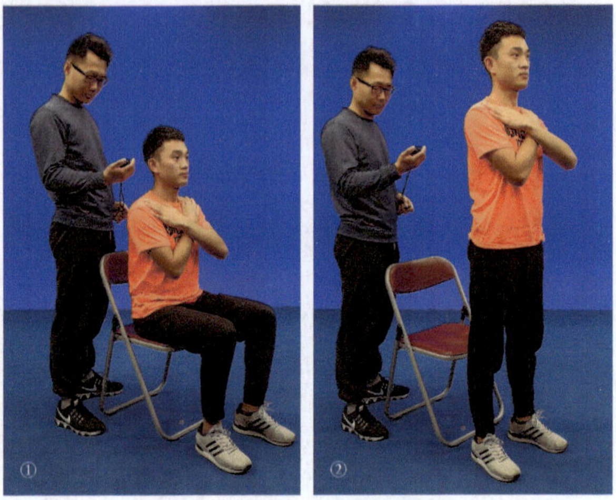

30 秒坐立测试

【评分标准】

30 秒坐立测试评分标准（次）

性别	年龄（岁）	1 分	2 分	3 分	4 分	5 分
男	60 ~ 64	<14	14 ~ 15	16 ~ 17	18 ~ 20	>20
	65 ~ 69	<12	12 ~ 14	15 ~ 16	17 ~ 19	>19
	70 ~ 74	<12	12 ~ 13	14 ~ 16	17 ~ 18	>18
	75 ~ 79	<11	11 ~ 13	14 ~ 15	16 ~ 18	>18
	80 ~ 84	<10	10 ~ 11	12 ~ 13	14 ~ 16	>16
	85 ~ 89	<8	8 ~ 10	11 ~ 12	13 ~ 15	>15
	90 ~ 94	<8	8 ~ 9	10 ~ 11	12 ~ 13	>13

（续表）

性别	年龄（岁）	1分	2分	3分	4分	5分
女	60 ~ 64	<12	12 ~ 14	15 ~ 16	17 ~ 18	>18
	65 ~ 69	<11	11 ~ 12	13 ~ 14	15 ~ 16	>16
	70 ~ 74	<11	11 ~ 12	13 ~ 14	15 ~ 16	>16
	75 ~ 79	<10	10 ~ 11	12 ~ 13	14 ~ 16	>16
	80 ~ 84	<9	9 ~ 10	11 ~ 12	13 ~ 15	>15
	85 ~ 89	<8	8 ~ 9	10 ~ 11	12 ~ 14	>14
	90 ~ 94	<5	5 ~ 7	8 ~ 9	10 ~ 12	>12

【注意事项】

- 测试时椅子靠在墙上或者固定以防止测试过程中座椅移动。
- 当测试时间结束时，受试者能够站起但是没有达到直立姿势，此次不计入成绩。
- 两臂交叉置于胸前。
- 站起时不要推椅子。

4. 1 分钟仰卧起坐测试

【测试目的】腹部肌肉的力量和耐力对于核心稳定性来说非常重要，仰卧起坐测试能够对腹部肌群以及髋屈肌群的力量和耐力进行评估。

【测试方法】受试者躺在垫子上，屈膝约 90°，双脚平放接触地面，双手交叉置于胸前。收紧腹部，收缩腹肌协调用力将躯干向大腿靠拢，然后回到平躺位置。整个过程不要用脖子和上肢发力。躺下后，两肩胛骨接触垫面并重新回到起始点，记为 1 次。记 1 分钟内所能完成的次数。

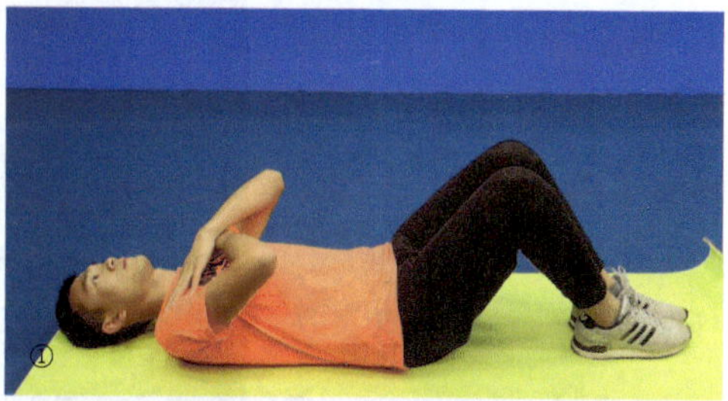

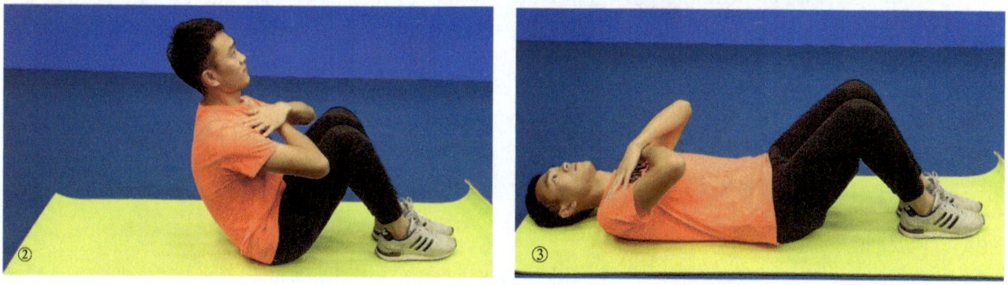

1 分钟仰卧起坐测试

【评分标准】

1 分钟仰卧起坐评分标准（次）

性别	年龄（岁）	1 分	2 分	3 分	4 分
男	56 ~ 65	<13	13 ~ 24	25 ~ 31	>31
	65 以上	<11	11 ~ 21	22 ~ 28	>28
女	56 ~ 65	<7	7 ~ 17	18 ~ 24	>24
	65 以上	<5	5 ~ 16	17 ~ 23	>23

【注意事项】

- 仰卧起坐起时双臂肘部触及或超过膝部记为 1 次。
- 仰卧时两肩胛必须触垫。
- 禁止使用肘部撑垫或臀部的力量起坐。

二、平衡功能测试

1. 闭眼单脚站立测试

【测试目的】闭眼单脚站立可测试大脑前庭器官的平衡感受功能和全身肌肉的协调能力，反映静态平衡能力，是中老年身体素质的重要测量指标。

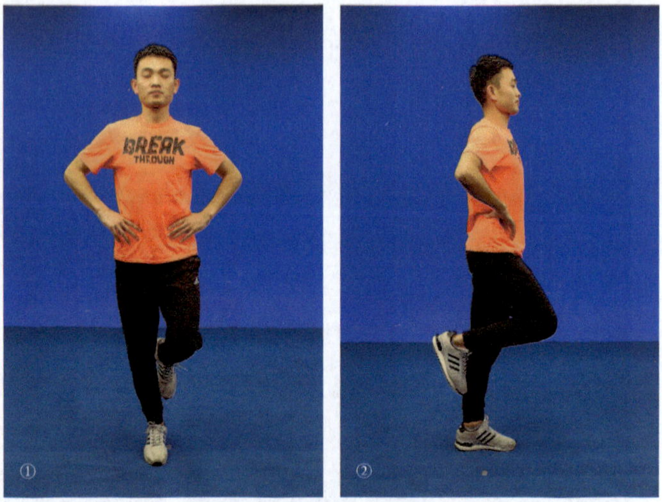

闭眼单脚站立测试

【测试方法】两手扶于腰间，紧闭双目，选择一条腿单腿站立，抬起脚的高度自己调节，但不能接触支撑脚。从单脚支撑开始计时，支撑脚移位或者抬起脚接触地面结束计时；进行两次测试，取较长的一次作为最后成绩，两次可以变换支撑脚。测试过程中受试者不能睁开眼睛。

【评分标准】

闭眼单脚平衡能力测试评分标准（秒）

性别	年龄（岁）	1 分	2 分	3 分	4 分	5 分
男	60 ～ 64	1 ～ 3	4 ～ 6	7 ～ 14	15 ～ 48	>48
	65 ～ 69	1 ～ 2	3 ～ 5	6 ～ 12	13 ～ 40	>40
女	60 ～ 64	1 ～ 2	3 ～ 5	6 ～ 12	13 ～ 40	>40
	65 ～ 69	1 ～ 2	3 ～ 4	5 ～ 10	11 ～ 35	>35

标准参照：国民体质测定标准（老年人部分）

【注意事项】测试时安排 1 ～ 2 个人在旁边进行保护，防止受试者跌倒及其他意外情况的发生。

2. 起立—行走计时测试

【测试目的】起立—行走计时测试对灵敏和动态平衡能力进行测试。

起立 – 行走计时

【测试工具】带有扶手的靠背椅，秒表。

【测试方法】受试者身体倚靠椅背，双手置于扶手。如受试者使用助行器（如手杖、助行架等），将助行具握在手中。在座椅前 3 米远的地面上贴一条标记线或放一个明显的标记物。当测试者发出“开始”的指令后，受试者从靠背椅站起，站稳后按平时走步的方式，向前走 3 米绕过标记线或标志物，然后，返回并坐到靠背椅上。此过程不给予任何身体辅助，记录受试者起身离开和再次坐下的时间长度（以秒为单位）以及在走路过程中摔倒的可能性。测试前，受试者可以练习 2 次，以确保受试者熟悉测试内容。

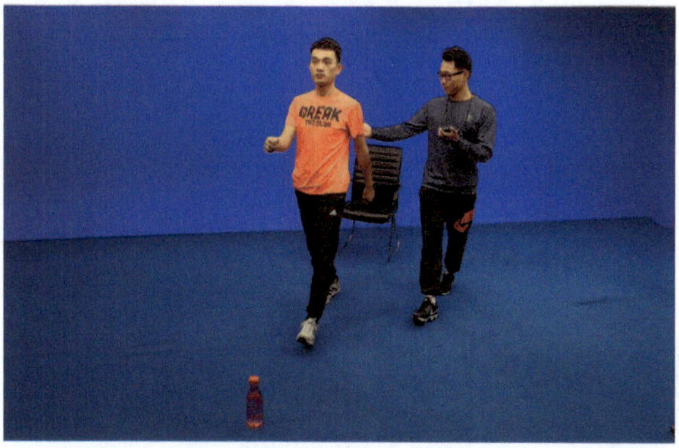

起立—行走计时测试

【评分标准】

起立行走测试评分标准（秒）

性别	年龄（岁）	1分	2分	3分	4分	5分
男	60 ~ 64	>5.7	5.7 ~ 5.0	4.9 ~ 4.4	4.3 ~ 3.6	<3.6
	65 ~ 69	>6.0	6.0 ~ 5.4	5.3 ~ 4.8	4.7 ~ 4.4	<4.4
	70 ~ 74	>6.3	6.3 ~ 5.6	5.5 ~ 5.0	4.9 ~ 4.2	<4.2
	75 ~ 79	>7.4	7.4 ~ 6.4	6.3 ~ 5.4	5.3 ~ 4.3	<4.3
	80 ~ 84	>7.8	7.8 ~ 6.9	6.8 ~ 6.0	5.9 ~ 4.9	<4.9
	85 ~ 89	>9.3	9.3 ~ 7.9	7.8 ~ 6.5	6.4 ~ 5.0	<5.0
	90 ~ 94	>10.4	10.4 ~ 8.8	8.7 ~ 7.4	7.3 ~ 5.7	<5.7
女	60 ~ 64	>6.1	6.1 ~ 5.5	5.4 ~ 4.9	4.8 ~ 4.2	<4.2
	65 ~ 69	>6.5	6.5 ~ 5.9	5.8 ~ 5.3	5.2 ~ 4.6	<4.6
	70 ~ 74	>7.2	7.2 ~ 6.4	6.3 ~ 5.6	5.5 ~ 4.7	<4.7
	75 ~ 79	>7.5	7.5 ~ 6.7	6.6 ~ 5.9	5.8 ~ 5.0	<5.0
	80 ~ 84	>8.9	8.9 ~ 7.8	7.7 ~ 6.7	6.6 ~ 5.4	<5.4
	85 ~ 89	>9.9	9.9 ~ 8.5	8.4 ~ 7.3	7.2 ~ 5.8	<5.8
	90 ~ 94	>12.0	12.0 ~ 10.2	10.1 ~ 8.6	8.5 ~ 6.7	<6.7

【注意事项】测试时安排 1 ~ 2 个人在旁边进行保护，防止受试者跌倒及其他意外情况的发生。

三、身体柔韧（灵活）性测试

1. 抓背试验

【测量目的】抓背试验是反映老年人肩关节灵活性和活动幅度的重要指标，从而以评估老年人穿衣、运动等日常基本体力活动能力。

【测试工具】直尺或卷尺。

【测试方法】身体呈自然站立姿势，一只手臂弯曲沿同侧头部手心贴于背部，手指指向地面，尽可能最大程度向下探，另一只手臂弯曲置于背后，手掌朝外手指向上并尽可能去触及另一只手的中指，双手指尖尽量靠近。如果双手指尖恰好能接触到，计为“0”，两只手未能重叠，用刻度尺测量出两只手中指指尖之间的距离，计为“负值”；两只手重叠，测量出重叠部分之间的距离，计为“正值”。

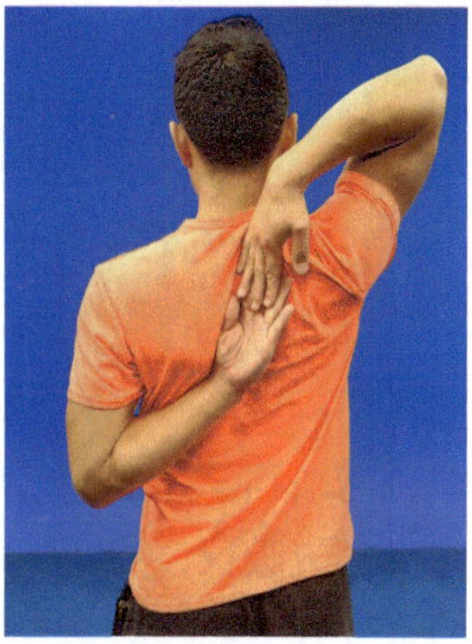
抓背试验

【评分标准】

抓背测试评分标准（厘米）

性别	年龄（岁）	1分	2分	3分	4分	5分
男	60 ~ 64	<7.3	~ 7.3 ~ ~ 4.6	~ 4.5 ~ ~ 2.2	~ 2.1 ~ 0.6	>0.6
	65 ~ 69	< ~ 8.1	~ 8.1 ~ ~ 5.3	~ 5.2 ~ ~ 2.9	~ 2.8 ~ 0	>0
	70 ~ 74	< ~ 8.5	~ 8.5 ~ ~ 5.7	~ 5.6 ~ ~ 3.3	~ 3.2 ~ ~ 0.4	> ~ 0.4
	75 ~ 79	< ~ 9.8	~ 9.8 ~ ~ 6.9	~ 6.8 ~ ~ 4.3	~ 4.2 ~ ~ 1.3	> ~ 1.3
	80 ~ 84	< ~ 10.1	~ 10.1 ~ ~ 7.1	~ 7.0 ~ ~ 4.3	~ 4.2 ~ ~ 1.2	> ~ 1.2
	85 ~ 89	< ~ 10.1	~ 10.1 ~ ~ 7.4	~ 7.3 ~ ~ 5.0	~ 4.9 ~ ~ 2.2	> ~ 2.2
	90 ~ 94	< ~ 11.1	~ 11.1 ~ ~ 8.4	~ 8.3 ~ ~ 6.0	~ 5.9 ~ ~ 3.2	> ~ 3.2
女	60 ~ 64	< ~ 3.5	~ 3.5 ~ ~ 1.6	~ 1.5 ~ 0.2	0.1 ~ 2.2	>2.2
	65 ~ 69	< ~ 4.2	~ 4.2 ~ ~ 2.1	~ 2.0 ~ ~ 0.3	0.2 ~ 1.9	>1.9
	70 ~ 74	< ~ 4.8	~ 4.8 ~ ~ 2.6	~ 2.5 ~ ~ 0.8	~ 0.7 ~ 1.5	>1.5
	75 ~ 79	< ~ 5.4	~ 5.4 ~ ~ 3.1	~ 3.0 ~ ~ 1.1	~ 1.0 ~ 1.3	>1.3
	80 ~ 84	< ~ 6.0	~ 6.0 ~ ~ 3.7	~ 3.6 ~ ~ 1.6	~ 1.5 ~ 0.9	>0.9
	85 ~ 89	< ~ 7.6	~ 7.6 ~ ~ 5.0	~ 4.9 ~ ~ 2.8	~ 2.7 ~ ~ 0.1	> ~ 0.1
	90 ~ 94	< ~ 8.8	~ 8.8 ~ ~ 5.8	~ 5.7 ~ ~ 3.2	~ 3.1 ~ ~ 0.1	> ~ 0.1

【注意事项】

- 动作不易过快和过猛，受试者感到明显疼痛时，应停止测试。
- 每次测试开始之前练习 2 次，取最好成绩。

2. 座椅体前伸测试

座椅体前伸测试

【测量目的】用于测试老年人下肢柔韧性，评估老年人良好身体姿势的保持和稳定步态等基本生活能力。

【测试工具】30 厘米直尺，无扶手直背座椅。

【测试方法】受试者坐在椅子边缘，为确保安全椅子尽量靠在墙边。受试者一只脚平放于地板上，另一条腿向前伸并保持膝盖伸直，脚跟置于地板上，脚踝弯曲与小腿成 90°，将一只手放置于另一只手上面，中指之间重叠，指示受试者吸气，并随呼气身体弯曲双手向脚趾方向伸。将膝盖伸直，在自己最大程度能触及的地方保持 2 秒，测量此时手指指尖与脚趾之间的距离。

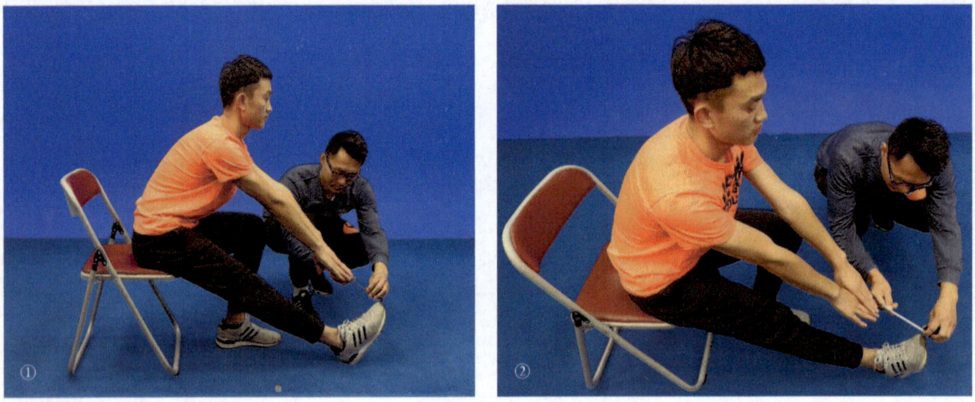

座椅体前伸

【评分标准】

座椅体前伸评分标准（厘米）

性别	年龄（岁）	1 分	2 分	3 分	4 分	5 分
男	60 ~ 64	< ~ 3.3	~ 3.3 ~ ~ 0.6	~ 0.5 ~ 1.8	1.9 ~ 4.6	>4.6
	65 ~ 69	< ~ 3.8	~ 3.8 ~ ~ 1.1	~ 1.0 ~ 1.1	1.2 ~ 3.9	>3.9
	70 ~ 74	< ~ 3.8	~ 3.8 ~ ~ 1.2	~ 1.1 ~ 1.1	1.2 ~ 3.8	>3.8
	75 ~ 79	< ~ 4.9	~ 4.9 ~ ~ 2.3	~ 2.2 ~ 0.1	0.2 ~ 2.8	>2.8
	80 ~ 84	< ~ 6.1	~ 6.1 ~ ~ 3.2	~ 3.1 ~ ~ 0.8	~ 0.7 ~ 2.2	>2.2
	85 ~ 89	< ~ 5.8	~ 5.8 ~ ~ 3.5	~ 3.4 ~ ~ 1.3	~ 1.2 ~ 1.1	>1.1
	90 ~ 94	< ~ 7.1	~ 7.1 ~ ~ 4.7	~ 4.6 ~ ~ 2.5	~ 2.4 ~ 0	>0

（续表）

性别	年龄（岁）	1分	2分	3分	4分	5分
女	60～64	<～1.2	～1.2～1.1	1.0～3.1	3.2～5.5	>5.5
	65～69	<～0.9	～0.9～1.1	1.2～2.9	3.0～5.0	>5.0
	70～74	<～1.6	～1.6～0.5	0.6～2.3	2.4～4.5	>4.5
	75～79	<～1.9	～1.9～0.2	0.3～2.1	2.2～4.4	>4.4
	80～84	<～2.5	～2.5～～0.4	～0.3～1.4	1.5～3.6	>3.6
	85～89	<～3.1	～3.1～～1.0	～0.9～0.8	0.9～3.0	>3.0
	90～94	<～5.0	～5.0～～2.7	～2.6～～0.7	～0.6～1.7	>1.7

【注意事项】

- 保持背部伸直和头抬起，要避免前伸速度过快，且不要前伸至疼痛。
- 完成两次测试，取最好成绩。

四、心肺功能测试

1. 2分钟踏步测试

2分钟踏步测试

【测量目的】测量老年人的有氧耐力。

【测试工具】计数器，秒表，卷尺，胶带。

【测试方法】要求受试者在2分钟之内，尽可能多地将腿抬到规定的高度。找到受试者膝盖骨和髂骨（髋骨向前突出的部分）的中点，并用胶带标记。抬腿高度即为地面到该中点的位置。将胶带标记的位置高度标记在附近的墙上，作为指导受试者抬腿的正确高度，“开始”指令发出后，受试者开始交替抬腿，并将每一个膝盖抬到所指示的高度，停止抬腿。成绩是2分钟内受试者完成完整抬腿的次数。

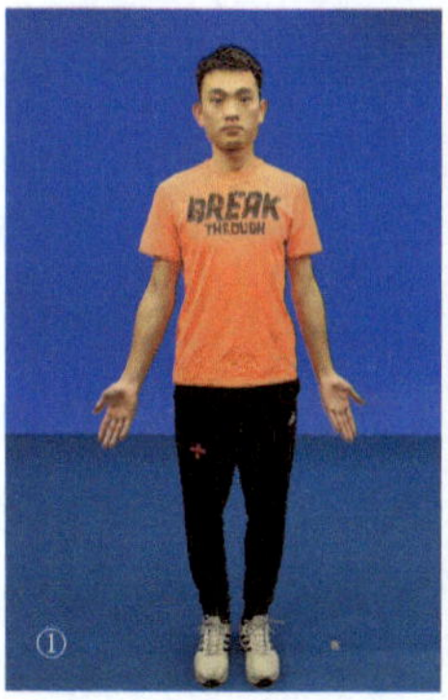

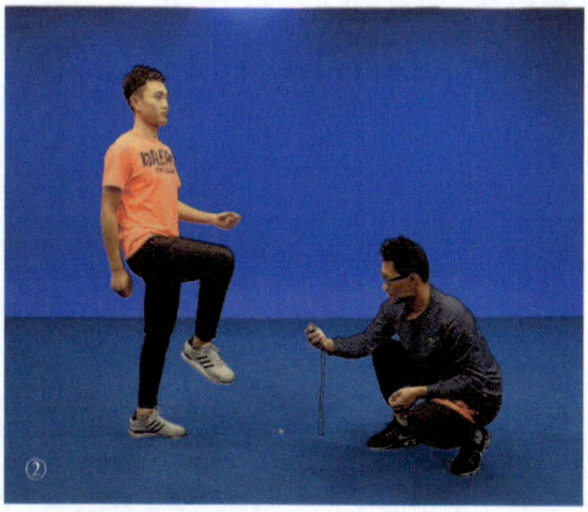

2分钟踏步测试

【评分标准】

2分钟踏步评分标准（次）

性别	年龄（岁）	1分	2分	3分	4分	5分
男	60～64	<84	84～96	97～106	107～119	>119
	65～69	<83	83～95	96～107	108～120	>120
	70～74	<77	77～89	90～101	102～114	>114
	75～79	<69	69～84	85～98	99～114	>114
	80～84	<68	68～81	82～93	94～107	>107
	85～89	<56	56～69	70～81	82～95	>95
	90～94	<48	48～62	63～76	77～91	>91
女	60～64	<72	72～85	86～97	98～111	>111
	65～69	<69	69～84	85～96	97～112	>112
	70～74	<64	64～78	79～90	91～104	>104
	75～79	<65	65～78	79～90	91～104	>104
	80～84	<57	57～69	70～81	82～94	>94
	85～89	<53	53～64	65～76	77～88	>88
	90～94	<41	41～53	54～63	64～76	>76

【注意事项】

- 心脏功能不良者，尤其是患有心脏疾病者，不能进行此项测试。
- 测试前不能进行剧烈活动。

五、认知功能测试

1. 双动作任务评估

随着年龄的增加，老年人的平衡能力逐渐降低，跌倒风险日益增加。大量实验证据揭示了认知在平衡控制中的作用，说明了姿势与认知普遍关联的事实。因此，可以通过姿势—认知双任务的评估来为老年人跌倒预防提供重要的借鉴，并提示老年人进行跌倒风险降低等方面的训练。

姿势—认知双任务的测试方法有很多，通常是在老年人处于坐位、站立和走路等不同姿势时同时完成一项认知任务，以此来评定老年人姿势—认知双任务的能力。下面来举例说明姿势—认知双任务测试的具体方法。

(1) 双重任务下的 TUG 测试 (dual–task timed up and go)

附加操作任务的 TUG 测试

• 测试内容：附加操作任务的 TUG 测试：受试者坐在有扶手的靠背椅子上（座高约 46 厘米），在椅子正前方 3 米远的地方上贴上显著的彩色标记线。当听到“开始”指令后，受试者从靠背椅上站起，以尽可能快的步速，向前走 3 米（到达标记线），然后转身返回并坐到椅子上。与单一任务 TUG 测试不同的是，受试者在完成以上任务要求的同时，用右手手持一个玻璃杯（高度 10 厘米，杯口直径 7.5 厘米），玻璃杯内注入约 6 厘米深的水（重量约 120 克）。要求受试者抓稳玻璃杯，杯中的水不能洒到杯外。如果有水洒出，则重复进行该测试。

附加认知任务的 TUG 测试

附加认知任务的 TUG 测试：受试者在完成 TUG 测试的同时，由测试者从 50 ~ 99 中选取 1 个数字，受试者连续做减 3 的减法运算，并口头报出正确答案。如测试者报“67”，则受试者需正确说出“64，61，58”。若回答错误则重新进行该测试。

以上所有测试均记录从开始到臀部再次接触椅面的时间，单位为秒，取 2 次测试平均值为测试结果。

• 安全性：测试时安排 1 ~ 2 个人在旁边进行保护，防止受试者跌倒及其他意外情况的发生。

• 测试评估：测试结果时间越短，说明受试者表现越好，双任务能力越强。

(2) 上下楼梯时介入认知任务

• 测试内容：上下楼梯时要求受试者站立于楼梯前 3 米预备，随后以最自然的动作及速度行走，尽量符合日常生活习惯，认知任务采用数字连续减 7 的思考任务，测试者随机给予 1 个 49 ~ 99 之间的数字，要求受试者在听到数字 5 秒后，将数字连续减 7，10 秒回答时间，回答的走路范围是楼梯前 3 米至楼梯最后 1 阶后延伸 1.5 米，记录回答正确次数。

• 安全性：测试时安排 1 ~ 2 个人在旁边进行保护，防止受试者跌倒及其他意外情况的发生。

• 测试评估：受试者正确回答次数越多，说明其表现越好，双任务能力越强。

2. 量表评估

近年来，老年人认知能力的发展越来越受到研究者们的重视，相关的认知能力量表测试也不断涌现，如简易精神状态检查(mini–mental state examination, MMSE)、阿尔兹海默病评定量表(Alzheimer's disease assessment scale, ADAS)等，其中蒙特利尔量表就是其中一种简易的老年人认知能力测试量表。

测试方法

<table>
<tr><td colspan="8">MOCA 量表</td></tr>
<tr><td>姓名：</td><td>性别：</td><td>年龄：　岁</td><td colspan="2">受教育程度：</td><td colspan="2">日期：</td><td>总分：</td></tr>
<tr><td colspan="7">视空间与执行功能</td><td>得分</td></tr>
<tr><td colspan="2">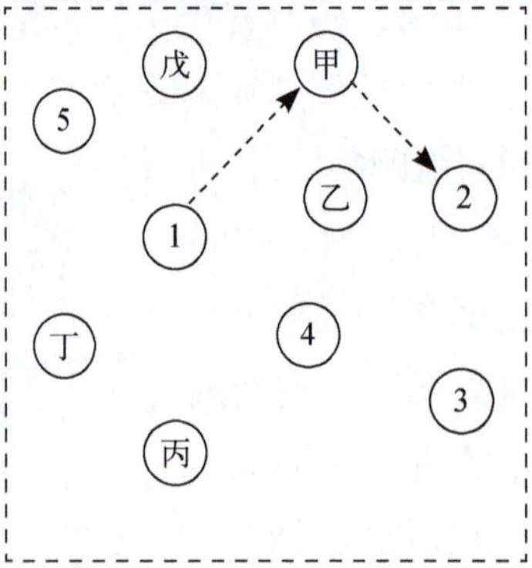
</td><td colspan="3">复制立方体
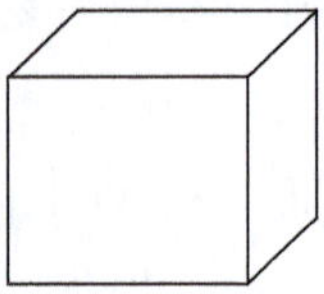</td><td colspan="2">画钟表
(11 点过 10 分)</td><td rowspan="2">__/5</td></tr>
<tr><td colspan="2">[ ]</td><td colspan="3">[ ]</td><td colspan="2">[ ] [ ] [ ]</td></tr>
<tr><td colspan="7">命名</td><td></td></tr>
<tr><td colspan="2">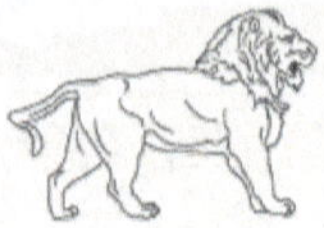
[ ]</td><td colspan="3">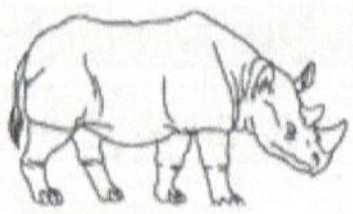
[ ]</td><td colspan="2">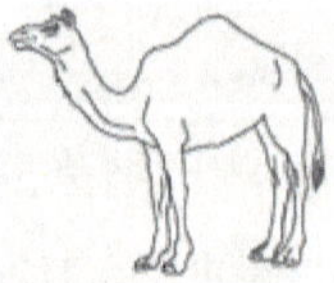
[ ]</td><td>__/3</td></tr>
<tr><td rowspan="3">记忆</td><td rowspan="3">读出下列词语，然后由患者重复上述过程重复 2 次，5 分钟后回忆</td><td></td><td>面孔</td><td>天鹅绒</td><td>教堂</td><td>菊花</td><td>红色</td><td rowspan="3">不计分</td></tr>
<tr><td>第一次</td><td></td><td></td><td></td><td></td><td></td></tr>
<tr><td>第二次</td><td></td><td></td><td></td><td></td><td></td></tr>
<tr><td rowspan="3">注意</td><td rowspan="2">读出下列词语，请患者重复(每秒 1 个)</td><td>顺背[ ]</td><td colspan="5">21854</td><td rowspan="2">__/2</td></tr>
<tr><td>倒背[ ]</td><td colspan="5">742</td></tr>
<tr><td>读出下列数字，每当数字出现 1 时，患者敲 1 下桌面，错误数大于或等于 2 不给分</td><td colspan="6">[ ] 521 394 118 062 151 945 111 419 051 12</td><td>__/1</td></tr>
<tr><td colspan="2">100 连续减 7</td><td>[ ]93</td><td>[ ]86</td><td>[ ]79</td><td>[ ]72</td><td>[ ]65</td><td>__/3</td></tr>
<tr><td colspan="7">4 ~ 5 个正确给 3 分，2 ~ 3 个正确给 1 分，全部错误为 0 分。</td><td></td></tr>
</table>

（续表）

<table>
<tr><td rowspan="2">语言</td><td colspan="7">重复：我只知道今天张亮是来帮过忙的人。[ ]狗在房间的时候，猫总是躲在沙发下面”[ ]</td><td>__/2</td></tr>
<tr><td colspan="7">流畅性：在 1 分钟内尽可能多地说出动物的名字。[ ]______(N ≥ 11 名称)</td><td>__/1</td></tr>
<tr><td>抽象</td><td colspan="7">词语相似性：香蕉－橘子＝水果 [ ]火车—自行车 [ ]手表—尺子</td><td></td></tr>
<tr><td rowspan="3">延迟回忆</td><td>回忆时不能提醒</td><td>面孔[ ]</td><td>天鹅绒[ ]</td><td>教堂[ ]</td><td>菊花[ ]</td><td>红色[ ]</td><td rowspan="3">仅根据非提示记忆得分</td><td rowspan="3">__/5</td></tr>
<tr><td>分类提示：</td><td></td><td></td><td></td><td></td><td></td></tr>
<tr><td>多选提示：</td><td></td><td></td><td></td><td></td><td></td></tr>
<tr><td>定向</td><td colspan="7">日期[ ] 月份[ ] 年代[ ] 星期几[ ] 地点[ ] 城市[ ]</td><td>__/6</td></tr>
</table>

六、测试成绩评价

本书将不同评估项目的测试汇集成测试成绩记录表（如下表），通过测试该表囊括的各项指标，可以对老年人的躯体和认知功能进行全面的评估。

该表的使用方法为：首先，对各项指标进行测量，得出指标得分；其次，算出每项指标所对应的项目得分，最后得出总分。总分越高，则代表该老年人的躯体和认知功能越好。

<table>
<tr><td colspan="4">测试成绩记录表</td></tr>
<tr><td>评估项目</td><td>评估指标</td><td>指标得分</td><td>项目得分</td></tr>
<tr><td rowspan="3">肌肉力量</td><td>握力</td><td></td><td rowspan="3"></td></tr>
<tr><td>1 分钟仰卧起坐测试</td><td></td></tr>
<tr><td>30 秒坐立测试</td><td></td></tr>
<tr><td rowspan="2">平衡</td><td>单脚站立</td><td></td><td rowspan="2"></td></tr>
<tr><td>TUG 测试</td><td></td></tr>
<tr><td rowspan="2">柔韧</td><td>摸背</td><td></td><td rowspan="2"></td></tr>
<tr><td>座椅体前屈</td><td></td></tr>
<tr><td>心肺</td><td>2 分钟台阶试验</td><td></td><td></td></tr>
<tr><td rowspan="2">认知功能</td><td>双任务测试</td><td></td><td rowspan="2"></td></tr>
<tr><td>蒙特利尔认知功能量表</td><td></td></tr>
<tr><td>总分</td><td colspan="3"></td></tr>
</table>

老年人运动处方的制定

一、老年人运动处方及制定原则

运动处方是指对从事体育锻炼的人或病人来说，根据医学检查结果（包括运动试验及体力测验），按其健康、体力以及心血管功能状况，结合生活条件和运动爱好等个体特点，用处方的形式规定适当的运动种类、时间及频率，并指出运动中的注意事项，以便有计划地经常性锻炼，达到健身或治病的目的。如同药物处方中对药物的种类、服用剂量、服用时间、注意事项等做出规定一样，运动处方把运动作为药物，根据不同个体的健康状况规定其应该采用的运动类型、运动量、运动强度、运动环境以及注意事项等，使个体通过科学而合理的运动来治疗并预防疾病，改善健康状况，提高身体机能，从而最终形成健康的生活方式。按照老年人的身心特点，其运动处方的制定应遵循以下原则。

1. 保证安全

制定运动处方前，老年人必须进行身体检查及机能评定，了解自身的健康状况与运动能力，及时发现潜在疾患和危险因素以确保安全。另外，运动处方的制定必须限定安全界限和有效界限。安全界限是指参加锻炼的老年人在保证不会出现意外事故的情况下所能承受的最大运动强度或运动量；有限界限指达到最低锻炼效果的最小运动强度或运动量。安全界限和有效界限之间就是运动处方安全而有效的范围。

2. 因人而异

老年人的体力和身体健康状况差异较大，因此要充分考虑老年人的锻炼目的、体质状况、身体机能差异和个人爱好等，根据个体的身心状况科学制定运动处方。适合自己的才是最好的，因此不要与其他人进行比较，随意加大运动量或运动强度；更不要照搬别人的运动康复经验，因为即便是罹患同一种疾病、采取同一种运动方式，所处不同的疾病阶段所应采取的运动量及运动强度也不一样。因此，每个人都应根据自身状况制定最适合的运动处方，否则不仅会降低锻炼效果，严重时甚至会出现生命危险。

3. 循序渐进

老年人的运动能力本来就相对较弱，因此制定运动处方时必须遵循循序渐进的原则。负荷量由小到大，运动方式由易到难，使机体各器官、系统的机能逐渐适应，既避免因一时负荷量过大而造成的危险，又可以增强锻炼者的自信心，能长时间坚持下去。

4. 全面性

因为老年人身体活动能力降低，导致活动范围减小，加上逐渐离开工作岗位，社交圈缩小，所以容易诱发某些心理方面的问题，比如孤独、焦虑等。因此制定运动处方时应贯彻全面性原则，不仅提高机体运动能力，还能通过特定的运动方式和方法调节心理状态，以达到身心全面健康的效果。

5. 及时评估与调整

不同的身体状态需要采取不同的运动处方，因此在初定的运动处方实施过程中要注意随时进行监测，根据实际情况进行调整，使之符合自己的身体条件。另外还要对个体的运动能力进行定期评估，根据评估状况及时调整运动处方，使之事半功倍。

二、老年人运动处方的制定步骤

按照运动处方制定目的的不同，老年人运动处方可以分为治疗性运动处方和预防性运动处方。治疗性运动处方主要应用于疾病或者创伤恢复期的患者，协助患者进行康复治疗，以恢复身体机能；预防性运动处方主要用于相对健康的，且有意愿参加体育锻炼的老年人，以延缓衰老、改善身体健康状况及预防某些疾病为主要目的。

一个完整的、科学的运动处方必须有明确的运动目的，根据运动目的、健康诊断的结果、个人的病历史、喜好来选择适当的运动项目、运动强度、运动持续时间、运动的时间段、运动的频率等。健康诊断是老年人运动处方制定过程中的重点，运动处方制定完成并实施一段时间后应进行运动效果的评估，即再进行一次健康诊断。

诊断	结果
1. 病历史 2. 肌肉功能 3. 平衡功能 4. 关节活动度 5. 心脏功能 6. 认知功能	1. 有无慢性疾病（若有，是什么，程度如何） 2. 当前各功能的状态（功能表现） 3. 正在做什么运动（运动表现） 4. 能做什么运动，不能做什么运动（运动能力）

依据	限制因素（总体）
1. 健康诊断结果 2. 运动处方目标 3. 个人喜好的运动方式	运动方式、运动强度、运动持续时间及运动时间点、运动频率

一次运动	限制因素
1. 准备活动 2. 主体运动方式 3. 放松活动	运动方式、运动强度、运动时间、运动质量

效果	表现
1. 病历史 2. 肌肉功能 3. 平衡功能 4. 关节活动度 5. 心脏功能 6. 认知功能	1. 慢性疾病的程度有无好转 2. 当前各功能的状态（功能表现） 3. 是否达到了制定运动处方的目标

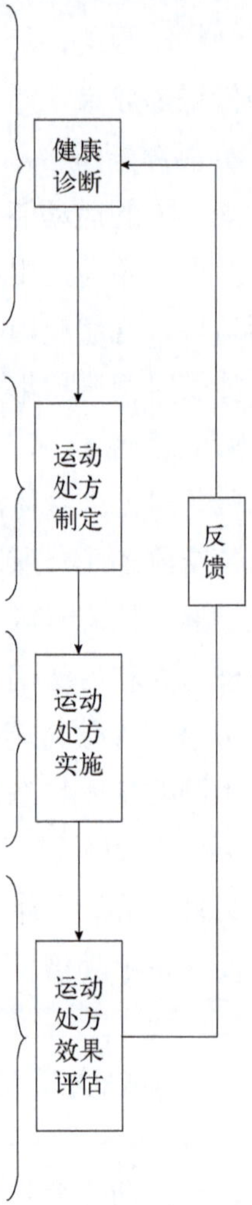

运动处方制定步骤

1. 健康诊断

健康诊断是制定运动处方的基础，包含定性评价和定量评价两部分，即自己本人自身感受以及本章第一节中提到的各功能的定量测试。对于老年人来说，无论是治疗性运动处方还是预防性运动处方，在制定之前均需要进行健康诊断，内容包括运动系统、心血管系统、呼吸系统、代谢系统、神经系统机能的常规检查。健康诊断应在正规的医疗、康复机构进行，以获得科学、客观的结果，保障运动处方的制定和实施过程的安全。

老年人个体必须从自身的身体状况出发，根据当前的身体结构和功能状态，制定适合自己的、科学的、定量化的锻炼方案。

2. 运动处方制定

老年人运动处方的制定，应依据健康诊断的结果、运动处方目标及个人喜欢的运动方式选择合适的运动方式、运动强度、运动持续时间及运动时间点、运动频率等，有计划的制定适合自身状况的运动处方。

（1）运动目的：老年人参加体育锻炼的目的多为康复治疗、预防某些慢性疾病、减缓各其器官系统功能衰退的速度、提高身体机能等。除此之外，还有交友、娱乐、养成良好生活习惯等。

（2）运动方式：运动方式即运动中选择什么项目、形式的运动。在制定老年人运动处方时，应根据个体喜好和锻炼目的选择运动方式，同时考虑其运动能力以及生活环境。老年人的身体状况决定了其应选择运动强度较小、较缓和的运动方式，常见的有步行、慢跑、太极拳、气功、健身舞等。

（3）运动强度：运动强度是衡量运动量的关键因素。常用的评定运动强度的指标有心率、最高心率百分比、最大摄氧量等。对于老年人而言，心率是监控运动强度有效且易操作的指标。正常情况下可使用测试脉搏来获得心率，测试 10 秒的脉搏次数乘以 6 即获得 1 分钟脉搏跳动次数，即为心率。运动过程中，强度过大会难以长时间持续，并可能会造成运动损伤；强度过小则达不到健身的效果。适宜的运动强度可以通过运动目标心率（靶心率）来反映，并可通过以下公式计算获得：(220 － 年龄）×（60% ～ 90%)。例如，一位 60 岁的老年人，他的目标心率下限为（220 － 60）×60%=96 次 / 分钟，而上限为（220 － 60）×90%=144 次 / 分钟，锻炼时应使心率控制在 96 ～ 144 次 / 分钟之间，此时对应的运动强度即为一个适宜的运动强度。除此之外，老年人还可将心率和自我疲劳感觉结合起来评估运动强度，一般心率达到 11 ～ 13 次 / 分钟为适宜的运动负荷。

（4）运动持续时间：运动量 = 运动强度 × 运动持续时间。因此，与运动强度一样，运动持续时间也是构成运动量的重要因素。锻炼心肺功能的运动时间应持续 15 分钟以上；改善心血管功能和控制体重，一次运动持续的时间以 20 ～ 60 分钟为宜。老年人适宜进行小强度、持续时间较长的运动，但是在运动过程中应量力而行并根据身体状况做出相应调整。

（5）运动时间点：运动时间点指一天中进行运动的时机（即在何时进行

运动）。现在我国老年人多把一天的运动时间安排在清晨，但是从运动中人体机能变化规律及运动环境来看，清晨并非最佳的运动时间点。主要原因如下：①人体血液流变学的各项指标从 20 点到次日 6 点呈不同程度的上升趋势，血液黏稠度较高，血流速度慢，运动时易产生供血不足的情况；②清晨空气质量较差，特别是在有雾霾的天气，一天中空气质量最好的时间段是上午 9 ~ 10 点；③清晨空腹剧烈运动易导致低血糖；④早晨 6 ~ 8 点，是人一天节律中的谷相位时期，各项机能均处在较低水平，此时运动易受伤。因此最适宜的运动时间为 9 ~ 10 点或 16 ~ 18 点。如果现实情况只能允许选择在清晨进行锻炼，那么在锻炼之前最好饮用一杯温水，以稀释血液并加速血液循环。在运动过程中需注意控制运动强度及持续时间，以免发生运动意外。另外，运动时间点也需根据不同的季节进行相应调整，特别是在夏、冬两季。夏季应避免在高温下运动，运动的时间点可以选择在 18 点以后；冬季则应注意防寒，在运动前应做好充分的热身准备。

（6）运动频率：运动频率是指两次运动的时间间隔，即多久进行一次运动。要取得良好的运动效果，运动频率不能过高，也不能过低。频率过高会造成运动疲劳，过低则会使之前运动对机体产生的良性效果会被消除。一般老年人的运动频率为隔天进行一次，还要结合每次的运动量、自我感觉、身体的恢复状况以及对运动的适应情况综合考虑。

3. 运动处方的实施

在具体实施运动处方的过程中，要注意准备活动、主体运动以及放松活动的运动方式、运动强度、运动时间和动作质量。

（1）准备活动：准备活动可以提前动员内脏器官，增加肌肉的血流量以及供氧量，使体温升高，肌肉黏滞性下降，弹性增强，防止受伤。准备活动的活动强度应低于主体运动，可以做一些关节操，逐渐递增负荷、加大动作幅度，直至接近主体运动的强度。准备活动的时间根据一次锻炼的时间以及季节、个体的运动能力而定。适宜的准备活动的表现为呼吸适当加快，身体发热稍有出汗。

（2）主体运动：主体运动根据个人喜好、前一次的锻炼情况以及制定的运动处方来选择。在进行主体运动时，除了要注意运动强度、持续时间外，还必须要注意动作质量即正确的动作。正确的动作是避免损伤的首要因素，而且更加省力并使运动效果事半功倍。

（3）放松活动：每次运动后的放松活动，可以使身体缓慢恢复到安静状态。主体运动的强度相对较大时，骤然停止会影响血液循环和呼吸，如心输出量减少、血压下降、脑组织暂时缺血等一系列不良反应。放松活动有助于机体恢复，减少运动疲劳的发生。常见的放松方式包括拉伸运动、拍打、按摩等。

4. 运动处方的效果评估

运动处方的效果评估着重强调在运动处方实施前后应使用统一的标准，同时应注意评估是一个过程而非结果。根据评估结果对运动处方进行合理的调整，以取得更好的锻炼效果。效果评估应贯穿于运动处方的整个实施过程，而运动的最终目的往往需要通过若干个评估周期才能实现。

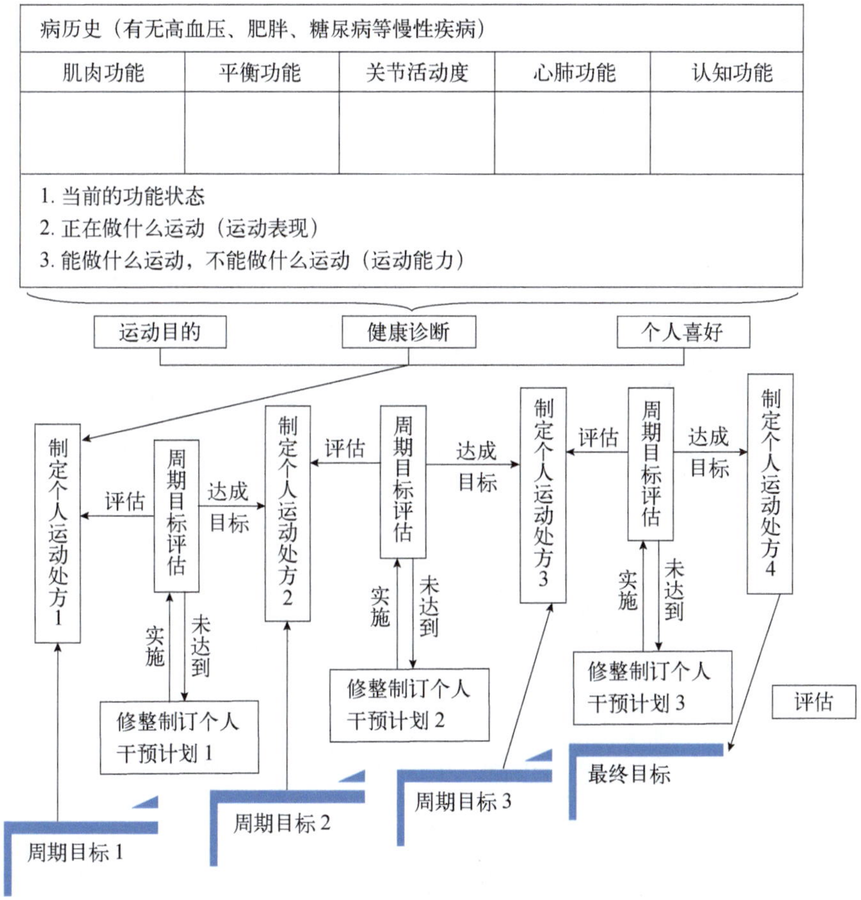

运动处方周期图

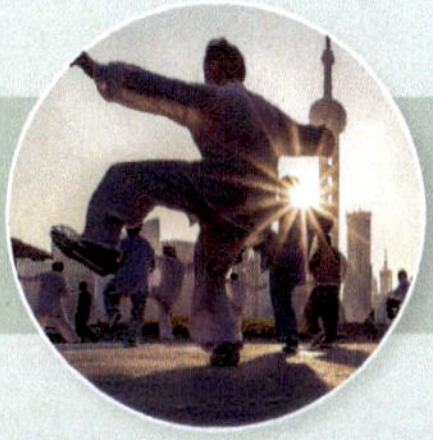

第三章

老年人如何正确运动

改善肌肉功能的练习

一、上肢力量练习

1. 提拿放练习

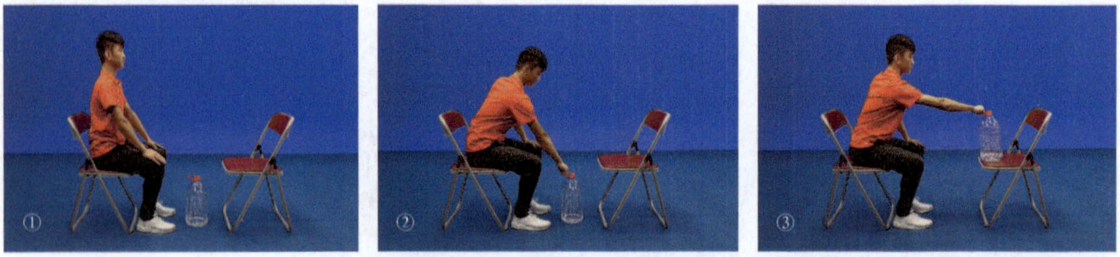

【动作方法】坐在椅子上，面前放水桶，桶内水量根据个人力量增减。练习时将水桶提起后放在对面椅子上，亦可以放在侧面。然后拿下来。左、右手一组，各做 8 ～ 12 次，每次练习 3 ～ 4 组，组间充分休息。

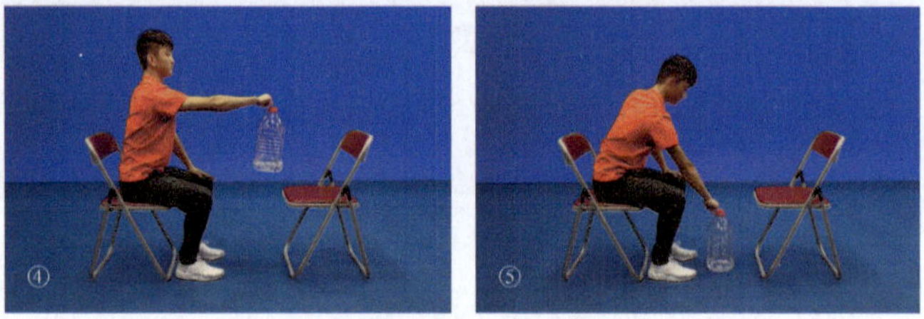

提拿放练习

【动作要求】手臂保持一定的弯曲度，不要完全伸直以免发生拉伤。

【注意事项】重量适应，注意休息。

2. 抗阻力屈臂练习

【动作方法】坐在椅子上，一手扶扶手，一手持重物。可以是沙袋、水桶、阻力带等等。重量适宜。练习时屈肘将重物提起后坚持 1 ～ 3 秒后放下。左右手一组，各做 8 ～ 12 次，每次练习 3 ～ 4 组，组间充分休息。

【动作要求】动作放慢。

【注意事项】重量适应，注意休息。

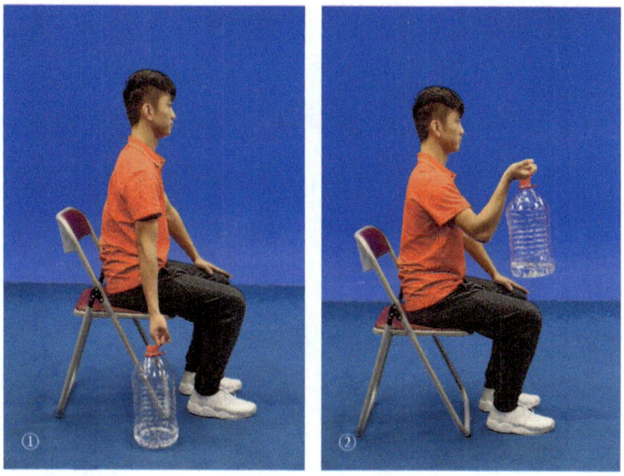

抗阻力屈臂练习

3. 坐位屈臂撑练习

【动作方法】坐在椅子上，有扶手且牢固，双腿伸直或者弯曲。动作时尽量靠手臂力量将身体撑离椅子，坚持1～3秒，然后坐回。一组各做8～12次，每次练习3～4组，组间充分休息。

【动作要求】动作放慢。

【注意事项】椅子选择一定要稳固，不可晃动。

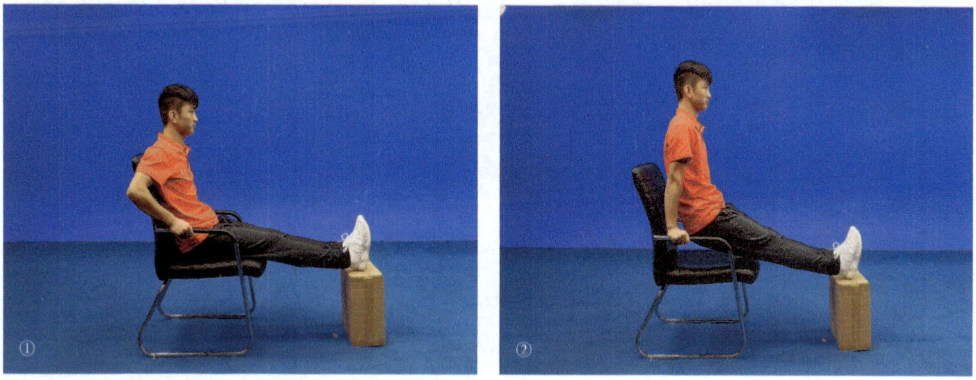

坐位屈臂撑练习

4. 握力练习

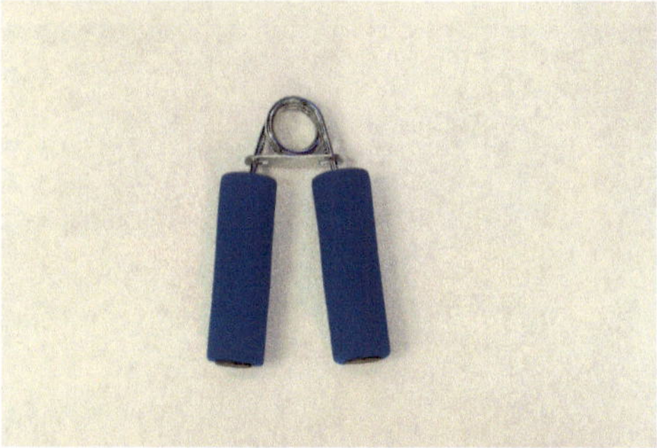

握力器

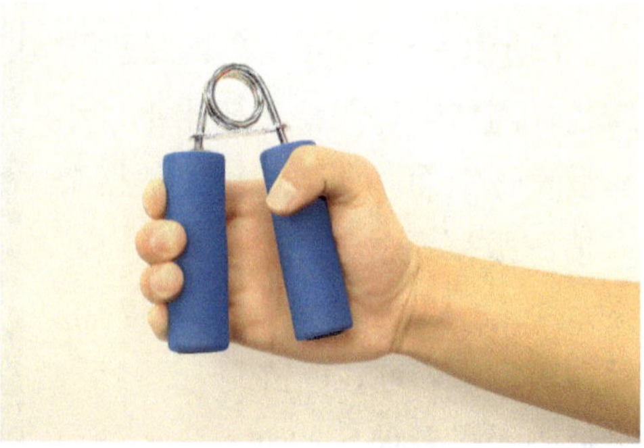

握力器的使用方法

【动作方法】简易握力练习器，进行握力练习，每组练习感觉肌肉酸胀为止，左、右手各 3 ～ 4 组。此练习可坐卧时练习，也可走路练习，走路时可根据走路频率进行握力练习同时计数。

【动作要求】抓握保持一定的连续性，次数视个人情况而定。

【注意事项】握力走路时练习，注意力集中，防止跌倒。

二、下肢肌力练习

1. 站立踮脚练习

【动作方法】选择一面墙壁或者较为牢固可以扶持的地方，身体保持直立，膝盖可略微弯曲；双手扶墙，脚后跟向上提起，保持前脚掌着地，停留 3 ～ 5 秒后，脚后跟缓慢着地，休息 1 ～ 3 秒后进行下一次，每次练习进行 8 ～ 12 次，每次练习 3 ～ 4 组，组间充分休息。能力较好者，可增加练习组数。

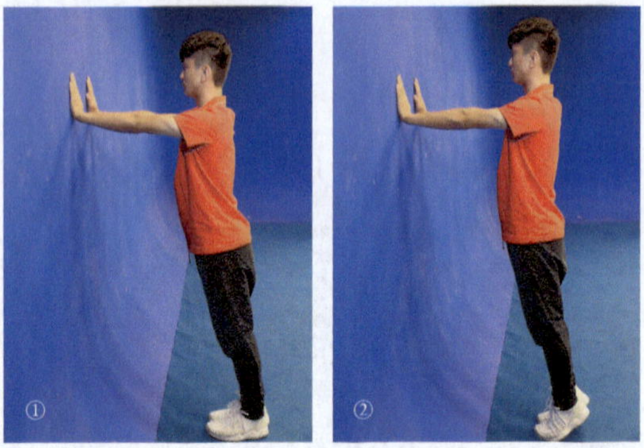

站立踮脚练习

【动作要求】脚后跟抬起时，保持身体直立。

【注意事项】身体易前倾，脚后跟落地时过于用力，易造成脚踝和脚后跟损伤。当身体左右晃动，或者脚踝无力时，即可停止练习，坐下休息，并活动脚踝，拍打小腿，放松肌肉。

2. 坐位负重踮脚练习

【动作方法】可坐在椅子或者床边，高度刚好保持大腿水平，小腿垂直于地面。大腿上可以根据个人情况放置重物，如书籍、沙袋、暖水袋等，然后脚后跟向上提起，保持前脚掌着地，停留 3 ～ 5 秒后，脚后跟缓慢着地，休息 1 ～ 3 秒后进行下一次，每次练习进行 8 ～ 12

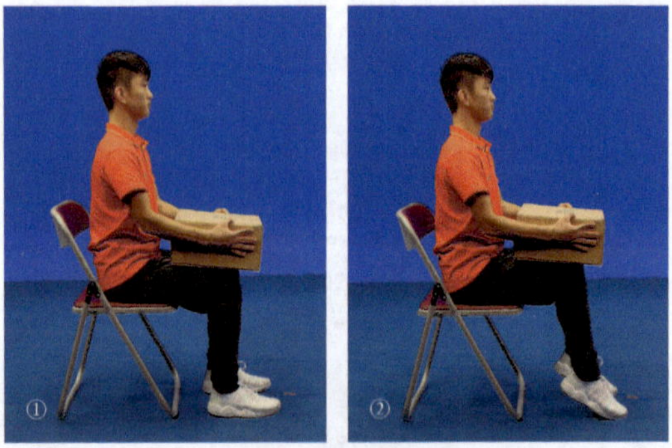

坐位负重踮脚练习

次，每次练习 3 ~ 4 组，组间充分休息。能力较好者，可增加练习组数。

【动作要求】脚后跟抬起时，保持小腿垂直于地面，不要与地面所成角度过大。

【注意事项】负重重量不要过大，易造成脚踝和脚后跟损伤。组间充分休息，并活动脚踝放松肌肉。

3. 坐位蹲起练习

【动作方法】坐在床上或者椅子（有扶手）上，大腿与地面平行，尽量靠腿部力量保持身体下蹲和站起动作。也可手支持辅助练习。缓慢站立后休息 1 ~ 3 秒进行下一次动作；每次进行 3 ~ 4 组练习，每组 8 ~ 12 次。

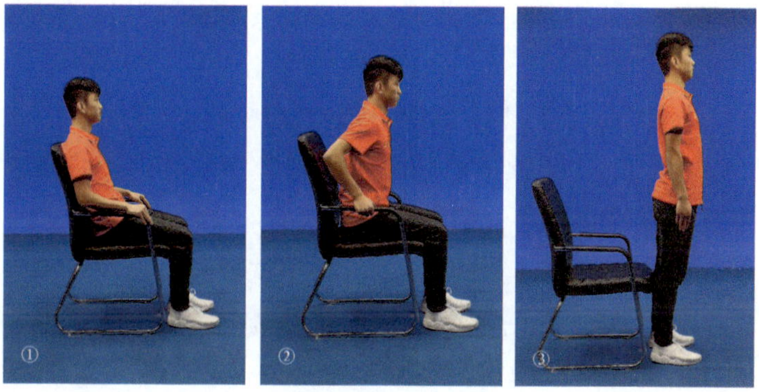

坐位蹲起练习

【动作要求】尽量靠腿部力量保持身体下蹲和站起动作，也可手支持辅助练习。

【注意事项】如果在动作过程中腿部力量不足以支持身体下蹲或者站起时要进行放松和休息。

4. 扶墙蹲起练习

【动作方法】面对墙站好，两脚开立与肩同宽，脚尖朝前。身后放一把椅子，手扶墙下蹲至大腿与地面平行，完全靠腿部力量保持身体下蹲和站起动作。保持 3 ~ 5 秒，缓慢还原动作，休息 1 ~ 3 秒进行下一次动作；每次进行 3 ~ 4 组练习，每组 8 ~ 12 次。

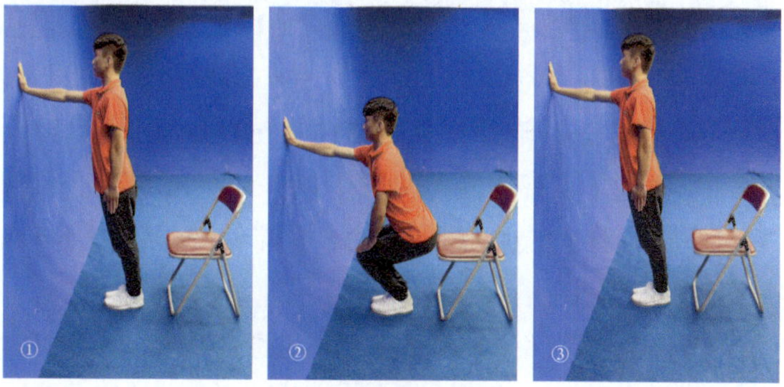

扶墙蹲起练习

【动作要求】不要坐在椅子上，身

体距离椅子要有一定距离。

【注意事项】如果在动作过程中腿部力量不足以支持身体下蹲或者站起，可坐在椅子上休息。

5. 攀登练习

【动作方法】上楼梯时，上体微微前倾，整个脚落实后再发力攀登，同时手扶栏杆。下楼梯时，上体微微后仰，整个脚落实后再迈步，同时手扶栏杆。以每段楼梯 12 级台阶为例，可连续攀登 2 ~ 3 段为一组，稍事休息后，再继续攀登。

【动作要求】不要太快，每一步落实以后再继续，有能力者可摆动上肢协调攀登。上楼梯身体前倾，下楼梯身体后仰。不可迈步过大，每一步可以攀登 1 ~ 2 级台阶，避免跳跃式攀爬。

【注意事项】感觉吃力时，要手扶栏杆，避免摔倒。

以上几种下肢力量练习方法根据个人情况，适当增加负荷，可以增加练习次数，也可以增加负重。

三、增强核心肌力

1. 平板支撑练习

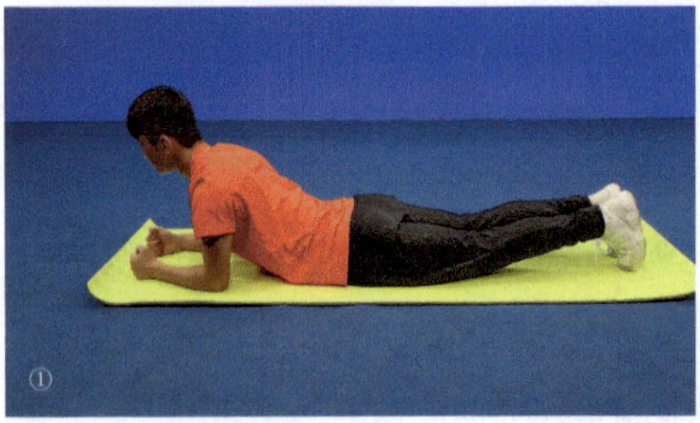

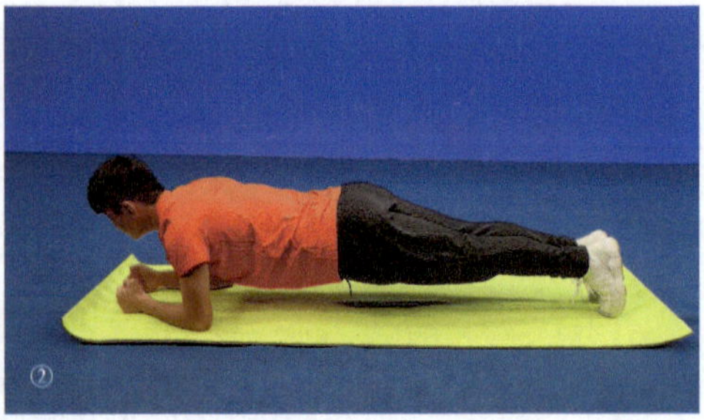

平板支撑练习

【动作方法】俯卧，双肘弯曲支撑在地面上，肩膀和肘关节垂直于地面，双脚踩地，身体离开地面，躯干伸直，头部、肩部、胯部和踝部保持在同一平面，腹肌收紧，盆底肌收紧，脊椎延长，眼睛看向地面，保持均匀呼吸。每组保持 30 秒左右，每次训练 4 组，组与组之间休息。

【动作要求】肘关节和肩关节与身体保持直角。在地板上进入俯卧姿势，用脚趾和前臂支撑体重。手臂成弯曲状，并置放在肩膀下。任何时候都保持身体挺直，并尽可能最长时间保持这个位置。如果用脚趾完成不了动作，可用膝盖支撑。

【注意事项】若要增加难度，手臂或腿可以抬高，或者背部增加负重，或者用瑞士球辅助练习。

2. 侧支撑练习

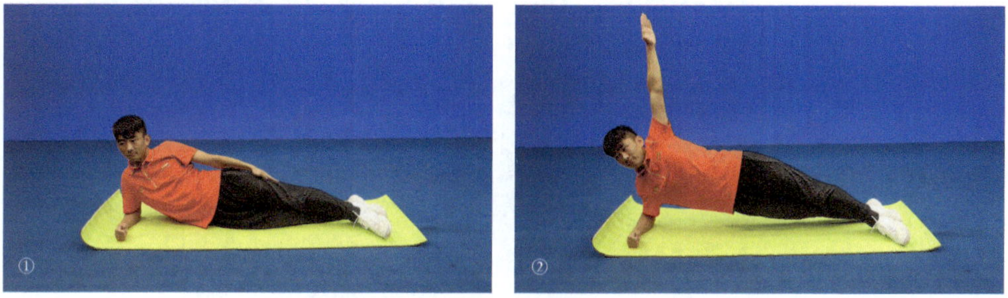

侧支撑练习

【动作方法】侧卧在软垫或者床上上，手臂弯曲约至90° 支撑身体，头部、背部、臀部、双脚应该保持一条直线，然后将身体向上抬起至整个身体成一直线，保持动作 10 ~ 30 秒，初练者可以 10 秒为起步，随着肌耐力不断的提高，延长支撑时间。

【注意事项】可以伸直手臂代替弯曲手臂、利用软垫或厚毛巾垫于手臂下，避免过度承受压力以致受伤。

3. 仰卧挺髋练习

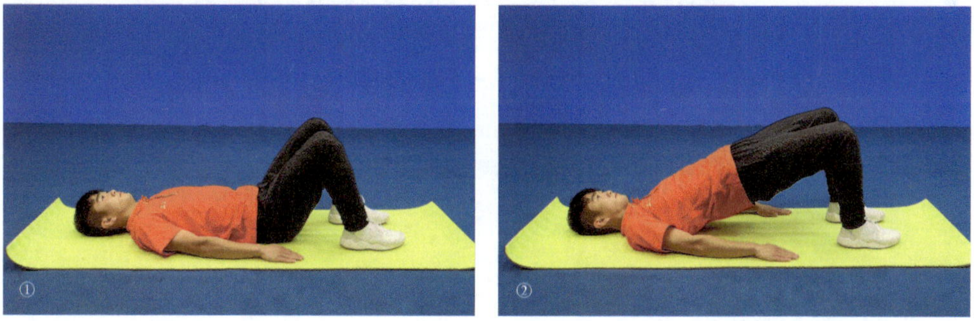

仰卧挺髋练习

【动作方法】仰卧床上或者垫子上，屈膝分腿，两脚靠近臀部并踩在地面上。臀部抬起做举髋动作，向上挺时，臀肌用力收紧、收缩肛门，保持 3 ~ 4 秒后还原。此动作反复做 10 次。

【注意事项】腹部放松，挺髋时尽量向上，夹紧臀肌，也可以挺髋静止。

可以负重，用适宜重量的沙袋、水瓶放在髋部。

4. 屈腿挺腰练习

【动作方法】身体直立，双脚开立与肩同宽。屈膝下蹲，膝关节角度大约135° 。双手掐腰，上体挺直前倾至与地面平行。返回时挺直腰同时腿蹬伸成站立姿势。能力强者可抗阻力练习，可提水桶、沙袋等重物完成此动作。

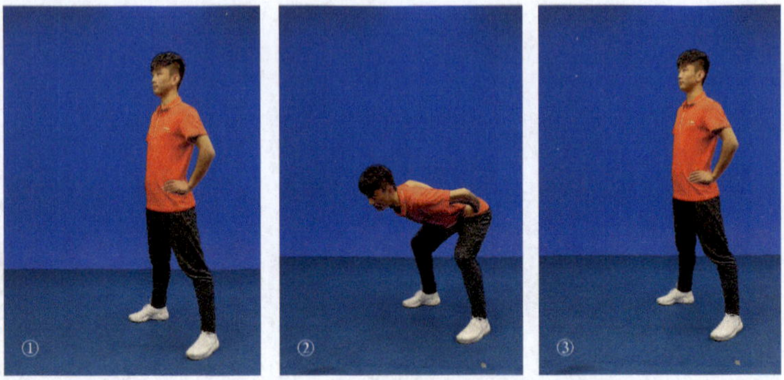

屈腿挺腰练习

【注意事项】做此练习时，可在前面放一把椅子，如果不能完成动作，可用手辅助。亦可以增加负重和练习次数。

改善平衡功能的练习

一、静态平衡

1. 金鸡独立练习

【练习方法】面向墙壁或者桌子站立，半臂距离，双手扶墙或者桌子，单脚支撑。练习时双手离开墙或者桌子约 5 厘米，单脚维持平衡站立，坚持 30 秒，然后扶墙。

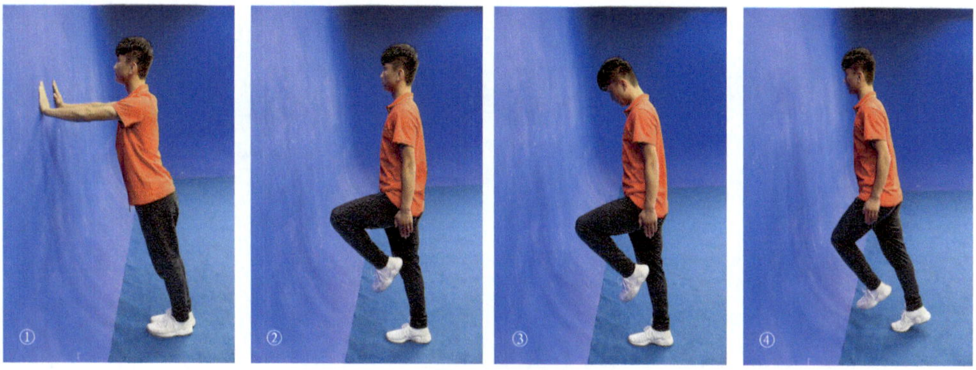

金鸡独立练习

【动作要求】上身保持直立，避免前后左右倾斜。左、右脚各 2 ～ 3 组。

【注意事项】练习时，头保持正直，不能低头，身体不能过于倾斜，避免身体过大幅度的移动，造成摔倒。重心晃动剧烈时，可手扶墙或者桌子。在练习单脚站立时，应检查周边环境是否有不安全因素，例如，手扶椅子或者桌子是否牢固稳定、地面是否平稳、周围是否有棱角等尖锐物体。如果老年人年龄较高或者有疾病、功能性障碍，旁边应有看护人员。此方法也可以闭眼练习。

2. 线性站立练习

【练习方法】面向或侧向墙壁或者桌子站立，半臂距离，手扶墙或者桌子，双脚站在一条直线上，一脚在前一脚在后站立，后脚脚尖靠在前脚脚跟处。练习时手离开墙或者桌子约 5 厘米，维持平衡站立，坚持 30 秒，然后扶墙。

【动作要求】上身保持直立，避免前后左右倾斜。左右脚可以互换位置，3 ～ 4 组。

【注意事项】练习时，头保持正直，不能低头，身体不能过于倾斜，避免身体过大幅度移动，造成摔倒。重心晃动剧烈时，可手扶墙或者桌子。此法亦可以闭眼练习。

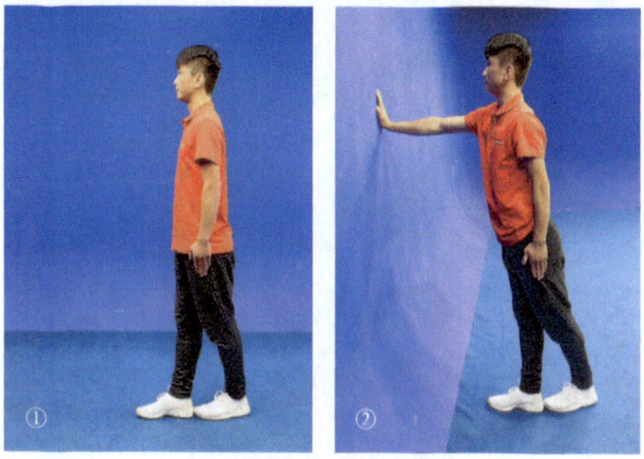

线性站立练习

3. 重心移动练习

【练习方法】双脚平行站立，与肩同宽，面向或侧向墙壁或者桌子。伸手距离墙壁或者桌子一定距离，然后试探性缓慢移动重心，可以前倾，或者侧向倾斜。最大限度的维持平衡。直到平衡被打破，手扶墙壁或者桌子。重心移动距离因人而异，每组保持平衡时间为30秒。

【动作要求】上身先保持直立，试探性缓慢移动重心，直到不能保持平衡。3～4组。

【注意事项】距离墙壁距离不要太远，避免摔倒。

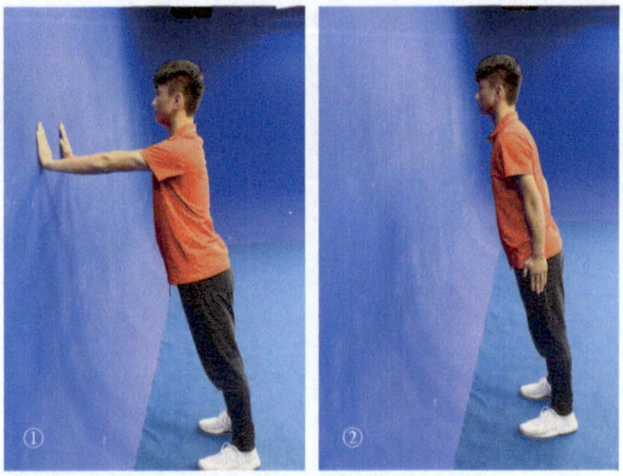

重心移动练习

二、动态平衡

在进行动态平衡练习前需要慢跑热身，活动踝关节、膝关节等多处关节，使得肌肉微微发热，防止运动过程中发生肌痉挛等情况。

1. 避障练习

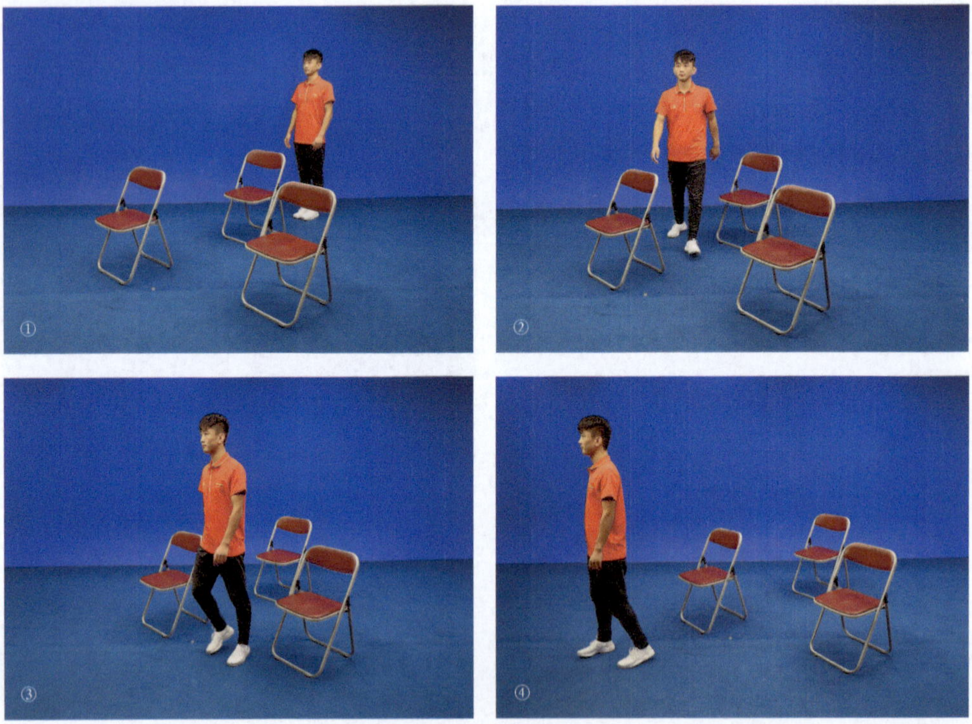

避障练习

【练习方法】在家或者公园，可自行设置障碍物，最好摆放方式不规则。例如：可在家中随机放置若干凳子，可练习绕凳子练习。快速步行躲避障碍物，不触碰障碍。每次练习 5 分钟，共练习三组，每组中间休息 1 分钟。

【动作要求】路线以曲线为主，避免过多直线运动。

【注意事项】障碍物避免有棱角，防止划伤，地面需要平稳没有杂物，鞋子合脚舒适，防止躲避障碍物时滑到、摔倒等；行走过程中应避免重心发生连续改变，防止摔倒。

2. 半蹲侧移步练习

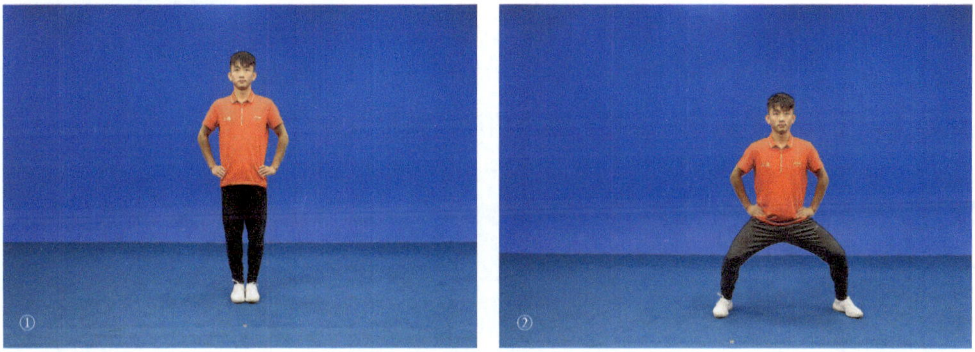

半蹲侧移步练习

【动作方法】两脚分开，膝盖微屈，两手叉腰，上身保持直立；保持状态，侧向移动；向左移动 3 ～ 5 米后反向移动，每次练习 2 分钟，进行 3 ～ 5 组，每组休息 1 ～ 2 分钟。

【动作要求】移动时全脚掌着地，速度适当。

【注意事项】选择适当场地，避免摔倒等情况；速度适中，移动幅度不宜过大，避免造成关节损伤。

3. 多方位弓步练习

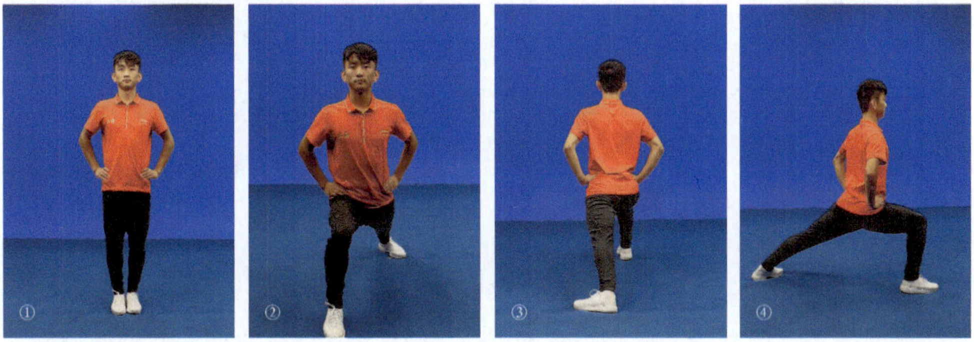

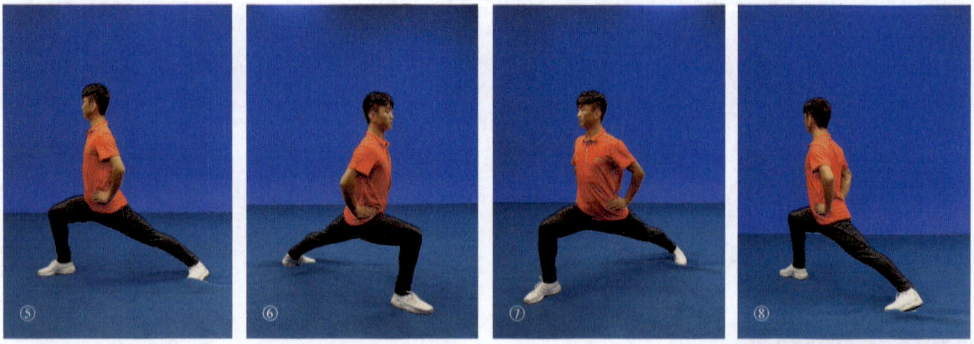

多方位弓步练习

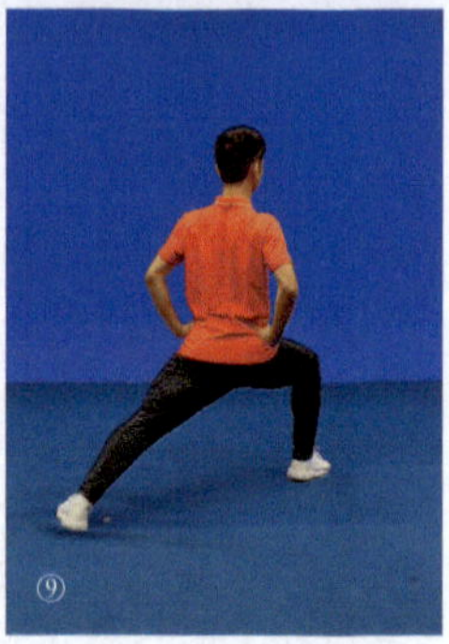

【动作方法】分别向身体的正前方、正后方、左右两侧以及左右前方 45° 和左右后方 45° 做弓步练习，由站立姿态，变为弓步姿态再返回。练习顺序可按照一定顺序进行，每个方位练习 2 次为 1 组，进行 3 ～ 4 组练习，每组间隔休息时间 2 ～ 3 分钟。

【动作要求】弓步高度根据自身情况调整，两脚全脚掌着地，膝关节不能过脚尖。

【注意事项】注意运动场地不能太滑，防止滑到摔伤；膝关节不能过于屈曲，防止膝关节、踝关节损伤。姿势变换时，保持身体平衡，避免重心左右摆动，以免出现摔倒、崴脚等情况。

4. 多方位缓慢踏步

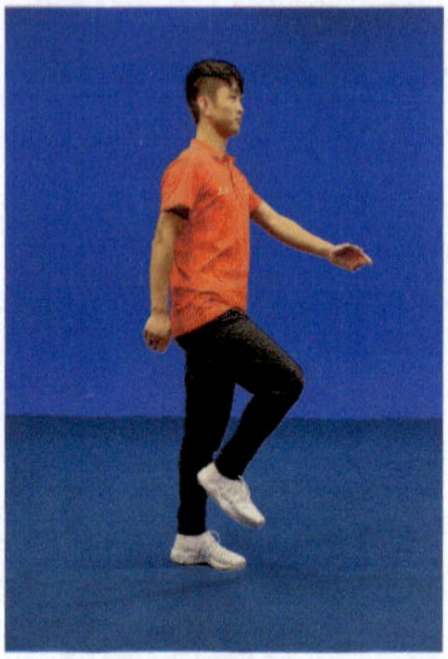

多方位缓慢踏步练习

【动作方法】分别向身体的正前正后方、左右两侧以及左右前方 45° 和左右后方 45° 做缓慢踏步练习。由站立姿态开始踏步，每个方位踏出 8 ～ 10 步，练习顺序可按照一定顺序进行，每个方位练习 1 次为 1 组，进行 3 ～ 4 组练习，每组间隔休息时间 2 ～ 3 分钟。

【动作要求】踏步高度不能太高，两脚全脚掌着地。

【注意事项】注意运动场地不能太滑，防止滑到摔伤；膝关节不能过于弯曲。踏步方位变换时，保持身体平衡，避免重心左右摆动，以免出现摔倒、崴脚等情况。

5. 太极拳扇、健身操、广场舞蹈类

太极拳扇、健身操、广场舞蹈类运动深受广大老年人喜爱，有大量研究证

明太极拳和广场舞可提高老年人平衡能力，广大老年人可根据自身喜好，选择喜爱的套路学习和练习。每周活动 2 ～ 3 次，每次 45 分钟左右。

【注意事项】根据天气、温度选择适宜的练习场所，练习前做好服装、场地、器械的准备和足够的热身活动。

提高身体柔韧性的练习

伴随着年龄的增长，身体柔韧性会逐渐减弱，特别是进入中老年阶段，动作幅度会逐渐减小，运动速度也减慢，会引起各种损伤和疾病，影响正常的工作和生活。因此进行适当的身体柔韧性练习对于中老年人身体健康具有积极的促进作用。研究表明通过科学的训练方法可以改善关节活动度，提高身体的柔韧性。在日常生活中，通过以下几种简单的方法就可以对身体柔韧性进行有效地练习。

一、上肢关节

1. 压肩

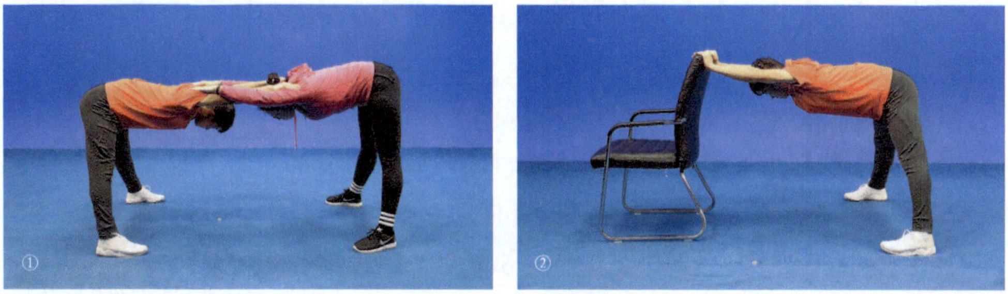

压肩

【练习方法】面向站立于椅子、桌子、肋木、楼梯栏杆、墙壁等可以抓握扶靠的物体前面，或者其他人帮助。手抓握的位置高度略高于腰。双脚开立稍宽于肩，直臂屈体下压肩部。动作过程中可以面朝下压两侧肩部，也可以上体旋转压某一侧肩膀。

【动作要求】根据个人身体情况，直腿站立，屈体下压幅度以感觉肩膀绷紧，酸胀为准，如果发生疼痛，立即停止。每次练习 10 ~ 20 次为一组，2 ~ 3 组。

【注意事项】抓握物体要牢固，下压幅度因人而异，不宜过大，应先进行试探性的下压。下压速度应缓慢，可以进行有频率的动态下压，亦可以下压至最低点保持几秒钟后返回。此法亦可以两人一起配合完成练习，两人面对站立，相距 1 ~ 1.5 米，上体前倾，两手互扶肩膀，接着连续向下振压肩膀，或者屈体转动。其动作要求和注意事项同上。

2. 背后扶物下蹲

【练习方法】背向站立于椅子、桌子、肋木、楼梯栏杆、墙壁等可以抓握扶靠的物体前面，或者其他人帮助。直臂后伸，手抓握的位置高度略高于腰。双脚开立与肩同宽，屈腿缓慢下蹲下压肩部。

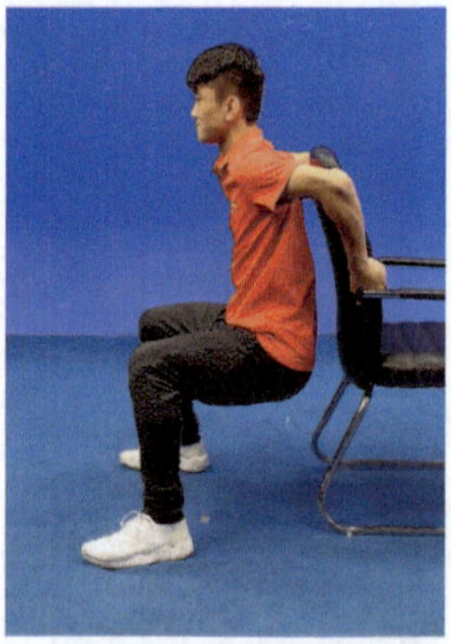
背后扶物下蹲

【动作要求】根据个人身体情况，屈体下蹲幅度以感觉肩膀绷紧，酸胀为准，如果发生疼痛，立即停止。每次练习 10 ~ 20 次为一组，2 ~ 3 组。

【注意事项】抓握物体要牢固，下压幅度因人而异，不宜过大，可以进行试探性的下压。下压速度应缓慢，可以进行有频率的动态下压，亦可以下压至最低点保持几秒钟后返回。

3. 背后两手抓握

【练习方法】一手从颈后沿脊柱下移，一手从背后沿脊柱上移，两手在背后抓握。

【动作要求】肩部尽量打开，屈肘，抬头挺胸

【注意事项】可先做压肩等辅助练习，尽量扩大肩部活动范围。当两手不能背后抓握时，可借助木棍和毛巾。练习方法为两手抓握木棍和毛巾后，尽量使两手距离靠近，两手交替牵引。

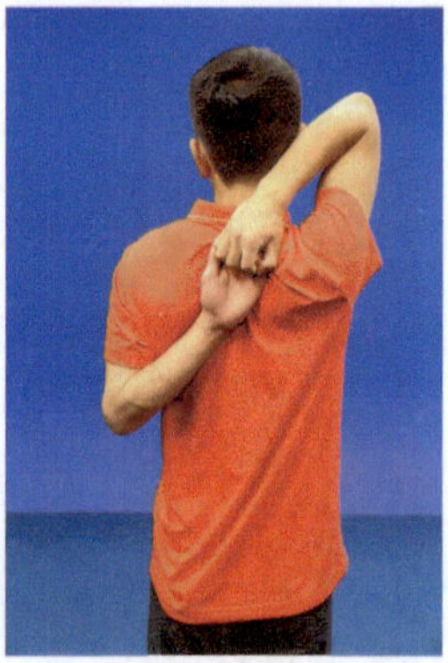
背后两手抓握

4. 扶物转体

【练习方法】侧向站立于肋木、楼梯栏杆、墙壁等稍高的物体前面，或者其他人帮助。手抓握的位置高度与肩部相同。双脚开立与肩同宽，手抓握扶持物体牢固，不要脱手。身体转动，可以背向转动，亦可以面向转动。

【动作要求】转动过程中速度缓慢，动作幅度以个人转动的最大幅度为止，以感觉肩膀绷紧，酸胀为准，如果发生疼痛，立即停止。每次练习10 ~ 20 次为一组，2 ~ 3 组。

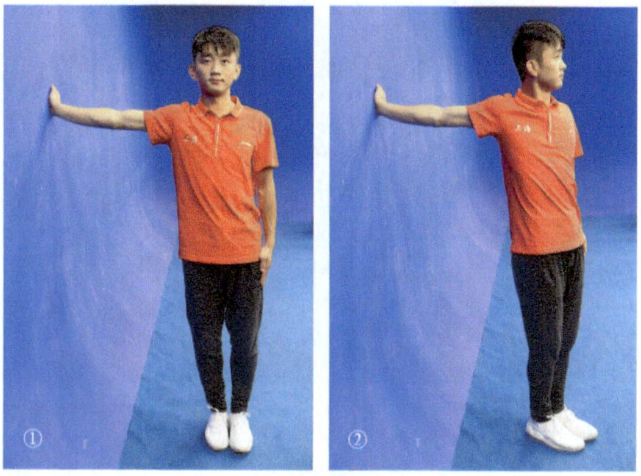

扶物转体

【注意事项】抓握物体要牢固，转动幅度因人而异，不宜过快，试探性的转动。可以有频率的转动，亦可以转动至最大幅度静止几秒钟后返回。

5. 手腕活动

【动作方法】直立或坐位皆可。双手十指交叉放于胸前，手心向身体，然后翻转双手手心向外，同时向前或向上推出，静止几秒钟后返回。

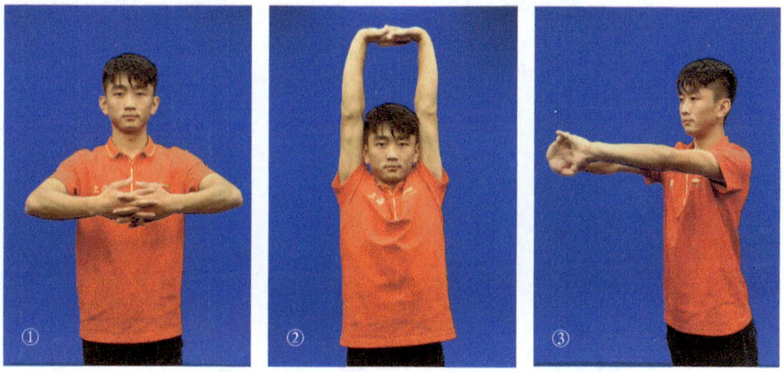

手腕活动

【动作要求】推出速度缓慢，尽量推到上肢伸直。

【注意事项】手腕或者手指发生疼痛时，立即停止。

二、脊柱

1. 颈部拉伸

【动作方法】直立或者坐位，一手叉腰。一只手辅助颈部向前、两侧拉伸。颈部向后时双手扶于前额，向后仰头。

【动作要求】拉伸速度缓慢，幅度适中，不可过快过猛，以免拉伤。

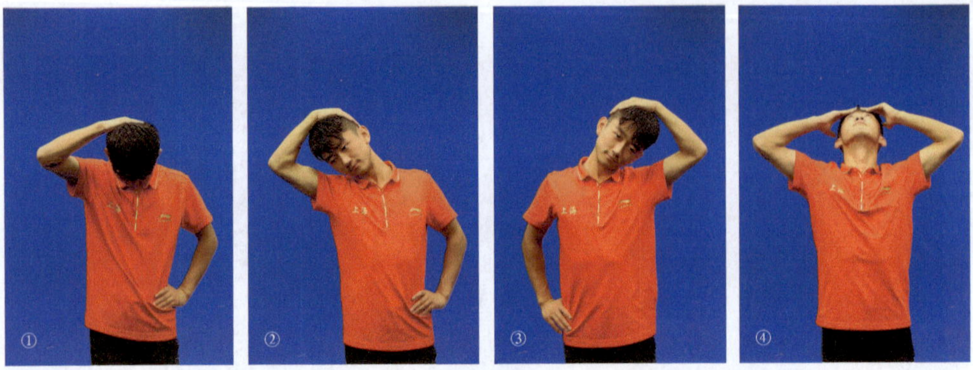

颈部拉伸

2. 俯卧上体直臂撑起

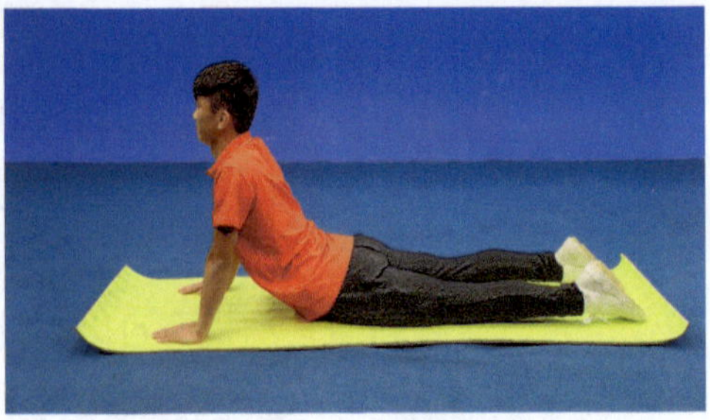

俯卧上体直臂撑起

【练习方法】俯卧床上或者垫上，双臂支撑，抬起上体，髋部以下不要离开垫子，保持30秒。可做2～3组。

【动作要求】腿伸直，双臂支撑，两手支撑点尽量靠近髋部。

【注意事项】髋部以下不可离开垫子。

3. 体侧运动

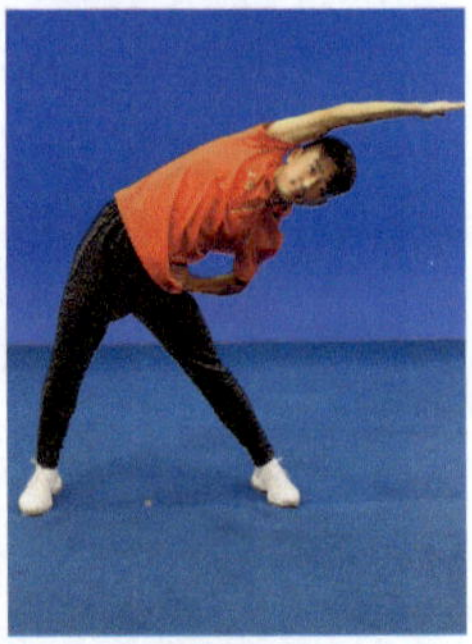

体侧运动

【练习方法】两脚开立与肩同宽，一手叉腰，一手斜上举。上体向一侧倾斜，保持几秒钟后返回，两侧交替。

【动作要求】上体尽量侧向倾斜至最大幅度。

【注意事项】倾斜速度缓慢，幅度慢慢增大。此法可以自己完成，也可以由其他人辅助完成。

4. 体转运动

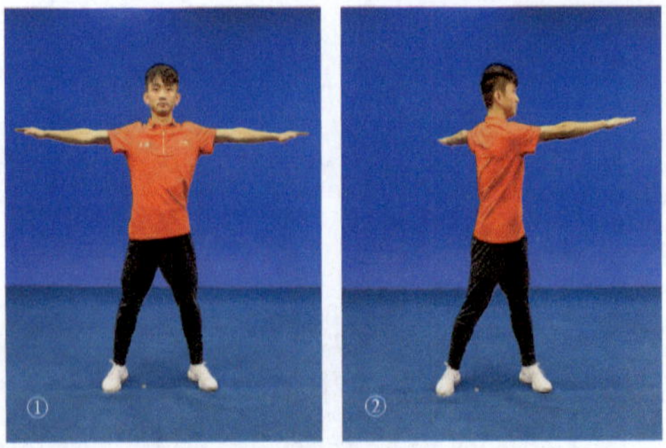

体转运动

【练习方法】两脚开立与肩同宽，两臂侧平举，上体以脊柱为轴做左右转体运动。一组10～20次，可做2～3组。

【动作要求】抬头挺胸，左右转体至最大幅度。

【注意事项】转动速度缓慢，幅度

缓慢增大。

5. 跪姿前屈

【练习方法】跪于垫子上，臀部坐与脚后跟，两臂上举，上体前屈，伏于垫子上。30 秒，可做 2 ~ 3 组。

【动作要求】双臂保持伸直，肩部下压，脊椎下压。

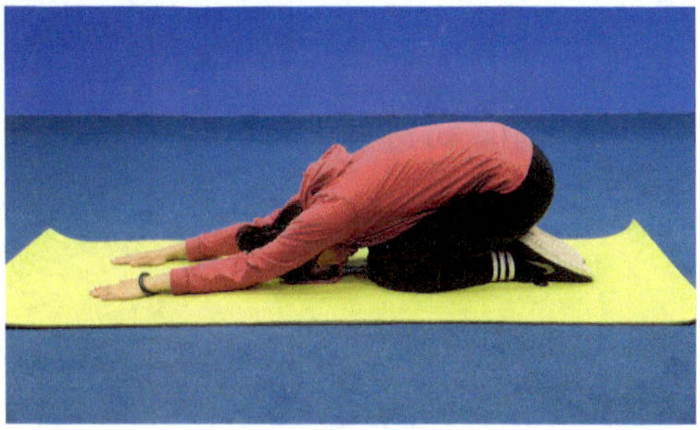

跪姿前屈

6. 拉伸类体操

拉伸类体操自古就有，如我国古代的易筋经、八段锦、马王堆引导术，印度的瑜伽，这些拉伸类体操是人类文化结晶，其各种动作能对身体各个部位进行拉伸，也是广大老年人比较喜爱的拉伸类运动。我国编创的广播体操系列，也能起到一定的作用，练习者可根据个人喜好和身体条件进行选择练习。

三、下肢关节

1. 站立肋木压腿

【动作方法】面向或者侧向站立于肋木、栏杆、桌子、台阶前，距离为脚能放置其上即可。高度因人而异，可高于腰部，可低于腰部。单腿站立，另一条腿放置其上，屈体下压。

【动作要求】两腿尽量伸直，试探性下压，速度缓慢，幅度尽量使上体靠近腿部。每组下压 10 ~ 20 次，交换腿做，可做 3 ~ 4 组。

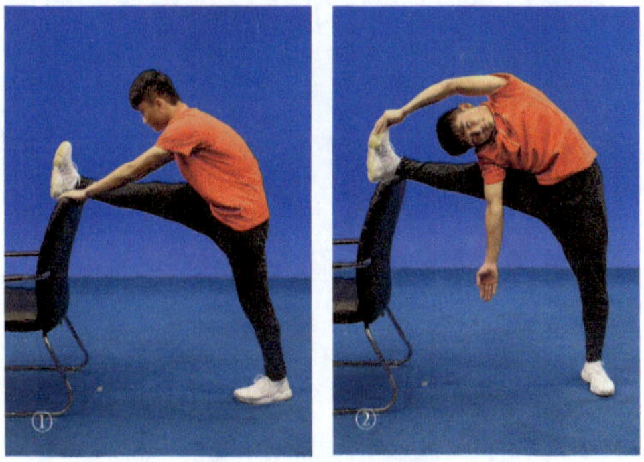

站立肋木压腿

【注意事项】站立脚要稳定，高度选取要合适，不可过高。下压速度、幅度适当，发生疼痛时停止。

2. 站立屈体下腰

【动作方法】双脚开立稍宽于肩，或者并拢，屈体下腰，双手尽量触地，或者抓握脚踝。

【动作要求】屈体下腰速度缓慢，幅度因人而异，至大腿后侧肌肉韧带感觉紧绷、酸胀为止。

【注意事项】速度不可过快，幅度不可过大，试探性的触地。可动态不断触地，也可以触地保持几秒之后返回。此法亦可以在床上、垫子上完成。动作方法是坐于床上、垫子上，双腿合拢伸直，上体屈体下压，尽量使上体靠近腿部。动作要求与注意事项同上。

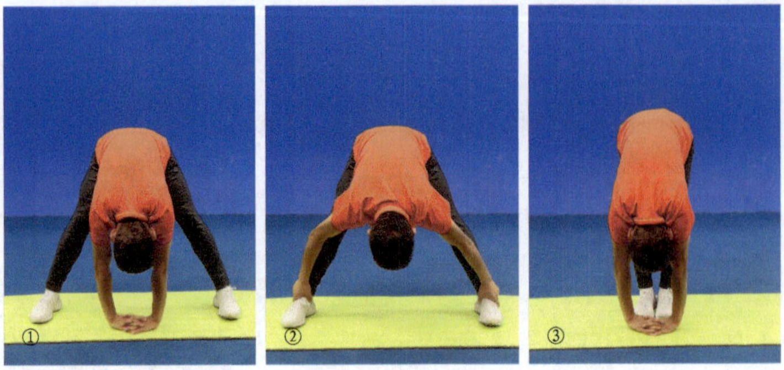

站立屈体下腰

3. 弓步压腿

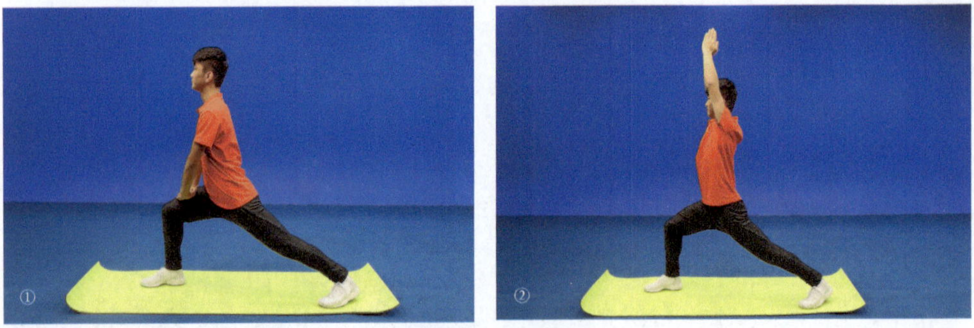

弓步压腿

【动作方法】站立向前弓步迈出，双手放于前腿膝盖上，或者双手合掌上举。前腿弓步，后腿蹬直，重心下降至最低点后返回。每条腿可以做 10 ~ 20 次，2 ~ 3 组。

4. 侧压腿

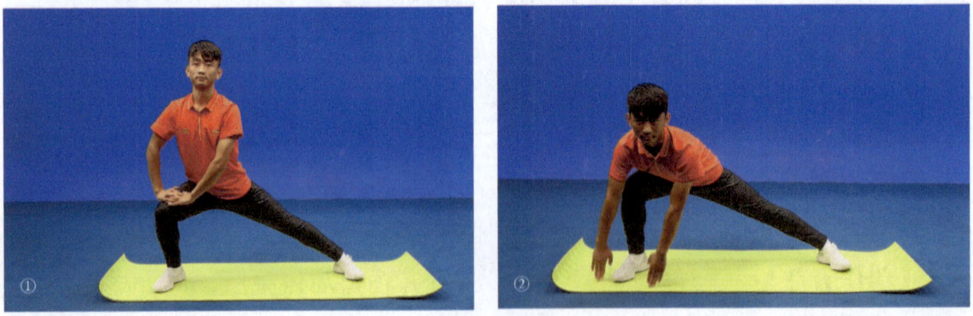

侧压腿

【动作方法】站立侧向迈步，一条腿伸直，一条腿呈下蹲姿势。双手可扶与腿上，也可以触地。保持姿势稳定。然后重心下降至最低点后返回。每条腿可以做 10 ～ 20 次，2 ～ 3 组。

【动作要求】抬头挺胸，上体保持正直，或者适当前屈。迈步不可过大，亦不可过小。其中一条腿在下压过程中保持蹬直状态，膝盖不可弯曲，脚尖可以绷直，也可以勾起。感觉髋关节角度侧向最大限度拉伸。

【注意事项】下压速度和幅度因人而异，试探性下压，直到重心最大限度。

5. 抵趾前移

【练习方法】面对墙壁、台阶或者桌腿站立，一脚在后站立，另一脚迈出，脚后跟着地，脚趾抬起抵住墙壁、台阶或者桌腿。膝盖伸直，身体前移，减少小腿与脚底形成的夹角。

【动作要求】膝盖尽量不要弯曲。

【注意事项】前移幅度缓慢增加，直到感觉韧带、肌肉酸胀、紧绷为止。

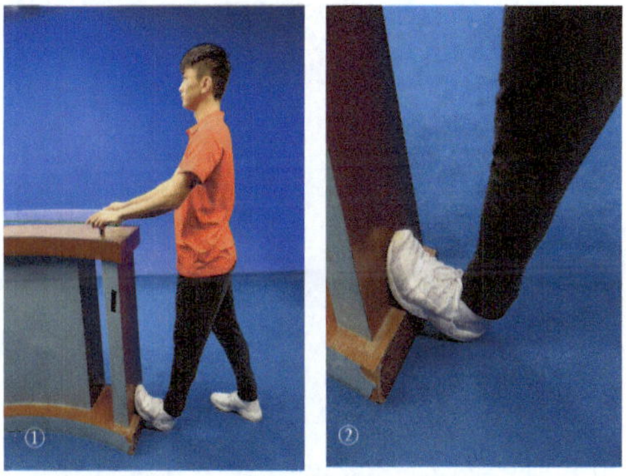

抵趾前移

6. 仰卧抱腿

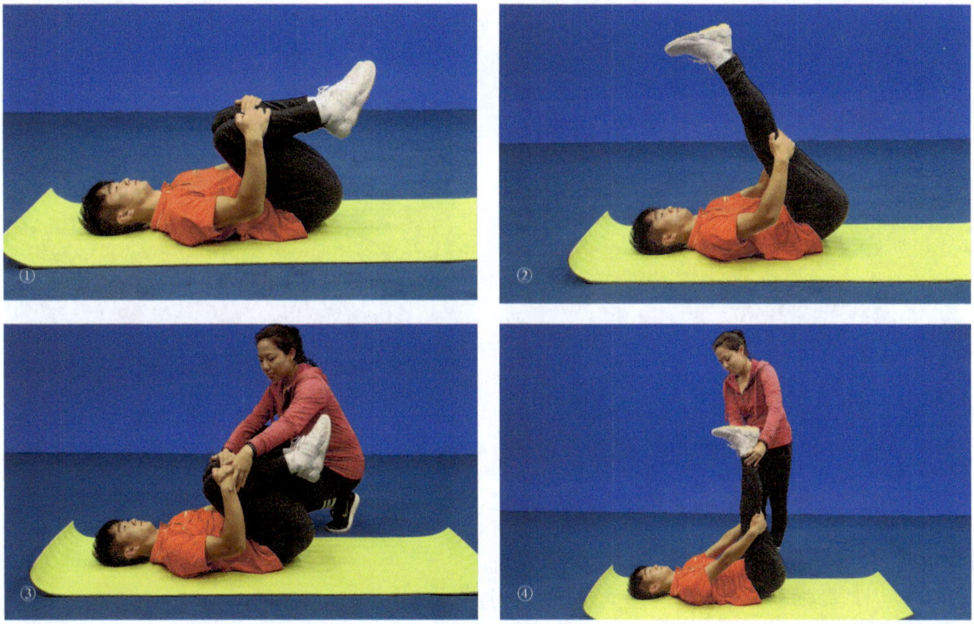

仰卧抱腿

【练习方法】平躺床上或者垫子上，屈膝或者直腿抬起，双手抱腿向胸前靠近，或者由其他人辅助完成。

【动作要求】速度缓慢进行，幅度根据个人情况而定。可以动态有频率的抱腿，也可以静止几秒钟后返回。

【注意事项】直腿时，膝盖尽量不要弯曲，用力缓慢，幅度不可过大，避免拉伤。

7. 跨栏坐

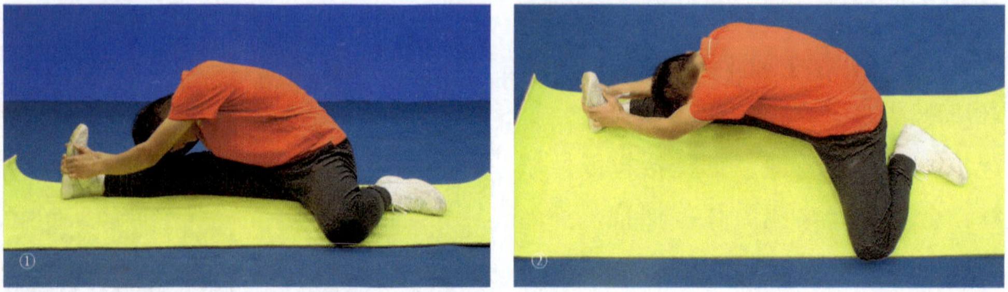

跨栏坐

【动作方法】坐于垫上，一腿向前伸直，另一腿侧向并弯曲折叠放于体侧呈坐立状。例如，跨栏运动员过栏动作，然后上体前倾，尽量靠近腿部。

【动作要求】前腿伸直，后腿与前腿夹角大于 90°

【注意事项】上体前倾速度和幅度适当，可以试探性下压，速度和幅度因人而异。

8. 跪姿后躺

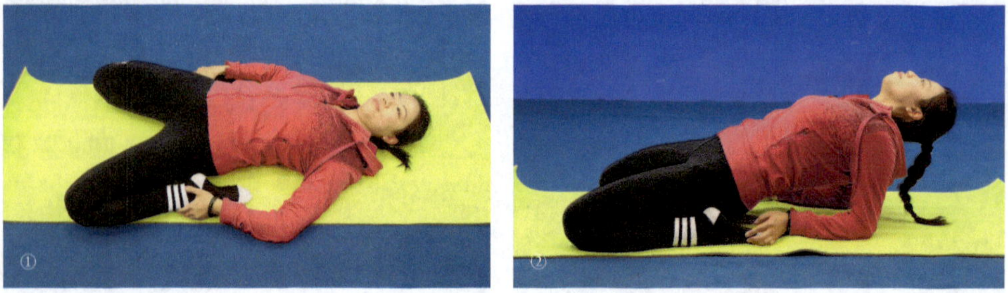

跪姿后躺

【动作方法】双腿并拢跪于垫子上，臀部坐在脚后跟上，然后上体后躺，直至躺在垫子上。

【动作要求】髋关节打开，大腿与小腿折叠充分

【注意事项】后躺时缓慢进行，如不能完成，可由其他人辅助完成。

改善心肺功能的练习

运动锻炼可以改善老年人的心肺功能，增强心肌收缩力，增加心输出量。适当地进行体育锻炼还可以刺激血管收缩和舒张，加强血管壁细胞的氧供应，增强代谢酶的活性，改善血液脂质代谢，降低血清总胆固醇和甘油三酯，减少脂肪的积累。运动时人体肺通气量增加，改善肺脏的通气换气功能，可以保持肺组织弹性、呼吸肌力量和胸廓的活动度，从而提高心肺功能适应水平，减少患心脏病的危险。

一、呼吸保健操

进行锻炼前先做一些深呼吸动作，以缓解由于胸廓横径变小而对呼吸运动产生的不利影响。两脚分开站立，左右手放于小腹部相叠。全身放松，用鼻子慢慢吸气，横隔下沉，腹部相应隆起，手部可以感觉到这种起伏，可以用手在腹部适当的增加压力；用口慢慢呼气，直到腹部变瘪为止。一吸一呼为一次，练习 10 次左右。

1. 坐式呼吸操

第一节 腹式呼吸：坐于凳子上，两脚分开与肩同宽，两手垂直自然放下。用鼻子吸气，慢慢鼓腹，用口呼气，慢慢收腹。

第二节 侧屈运动：坐于凳子上，两手交叉放于脑后。躯干向右侧弯，呼气；还原动作时吸气。两侧轮流，方向相反。

第三节 压胸运动：坐于椅子上，两臂屈曲于胸前交叉，上臂和肘部贴近胸廓。呼气时低头弯腰，两臂自然挤压胸部；吸气时缓慢挺腰，还原为预备动作。

第四节 转体运动：坐于凳子上，两手向上举起，五指交叉，翻腕。向右转体，吸气；还原到预备动作，呼气。两侧轮流，方向相反。

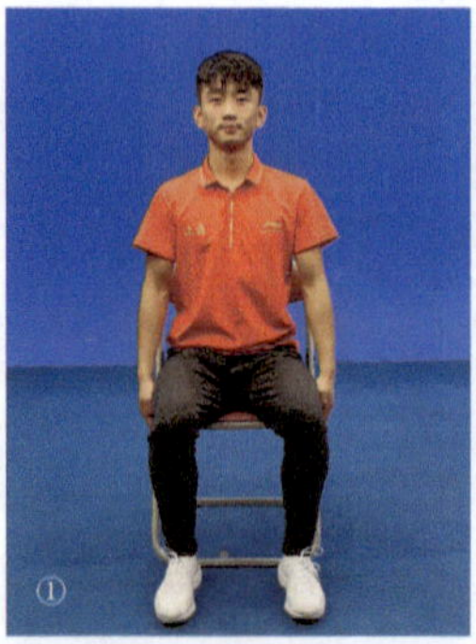

坐式呼吸操 第一节

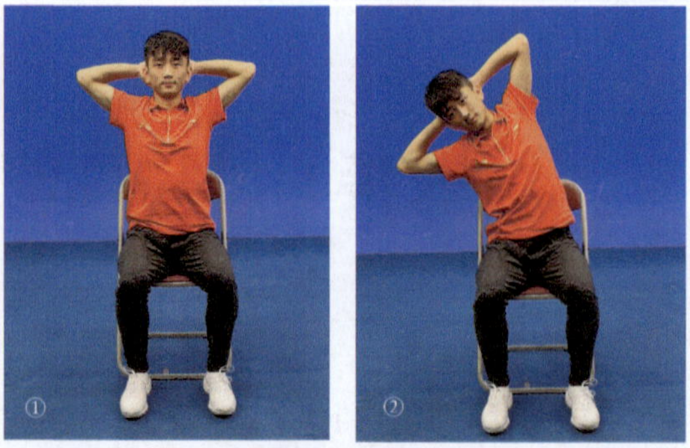

坐式呼吸操 第二节

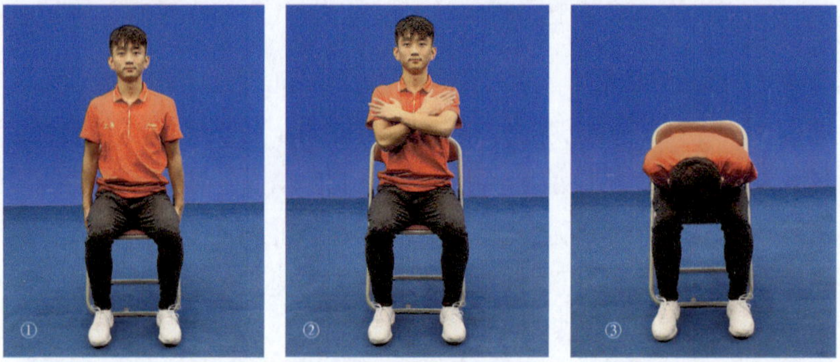

坐式呼吸操 第三节

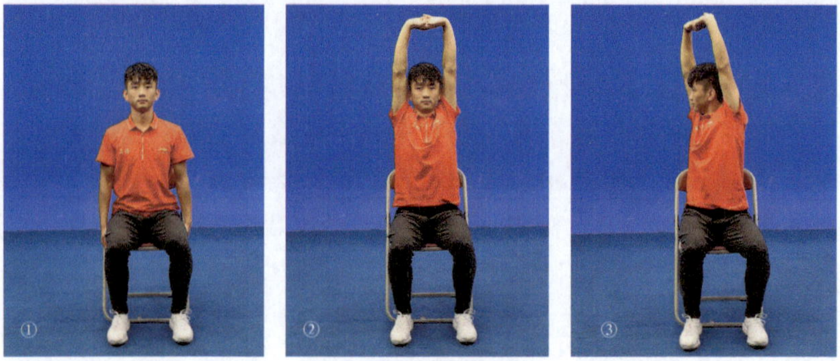

坐式呼吸操 第四节

第五节　转体弯腰：坐于凳子上，两腿伸直分开，两臂侧平举。弯腰同时向左转体，以右手触碰左膝（有能力者触碰左脚），呼气；还原时吸气。两侧轮流，方向相反。

第六节　折体呼吸：坐于板凳上，两臂自然下垂，稍挺胸。呼气并弯腰低头，至胸部贴近大腿，同时两臂后摆；吸气，慢慢还原到预备姿势。

第七节　抱膝呼吸：坐于凳子上，两臂自然下垂。左腿屈曲提起，两手抱小腿中下段，使膝靠近胸部，呼气；还原时吸气。两侧轮流。

第八节 整理运动：放松站立，两手垂直自然放下。两手从前向后画圆，抬头，吸气；两臂从后往前画圆，抬头，呼气。

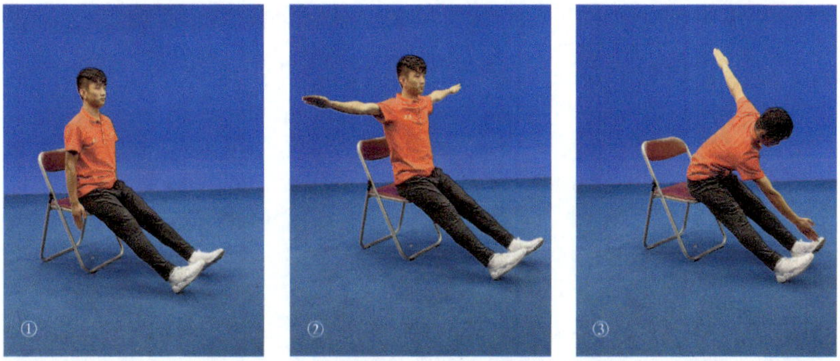

坐式呼吸操 第五节

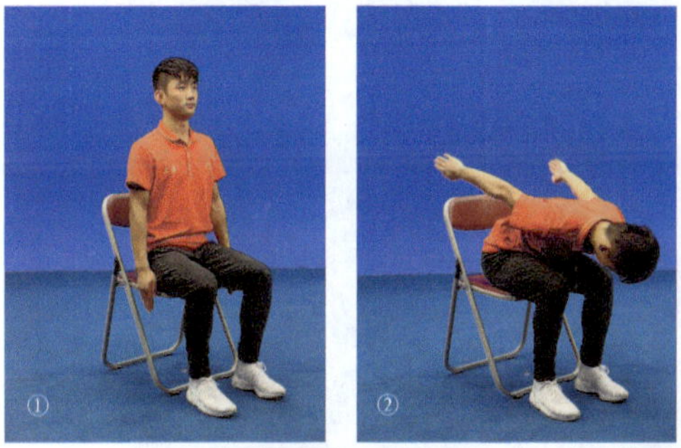

坐式呼吸操 第六节

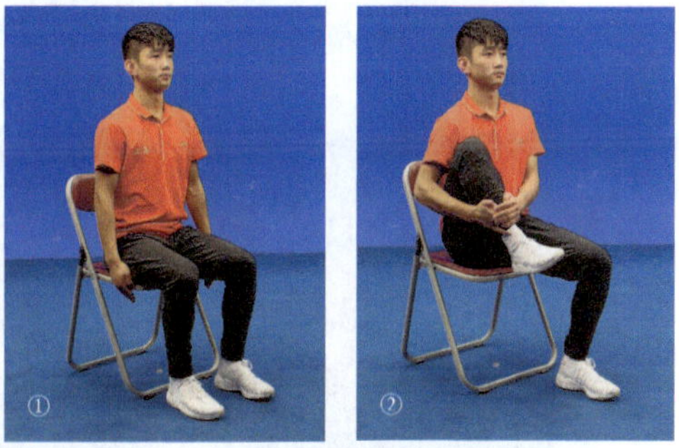

坐式呼吸操 第七节

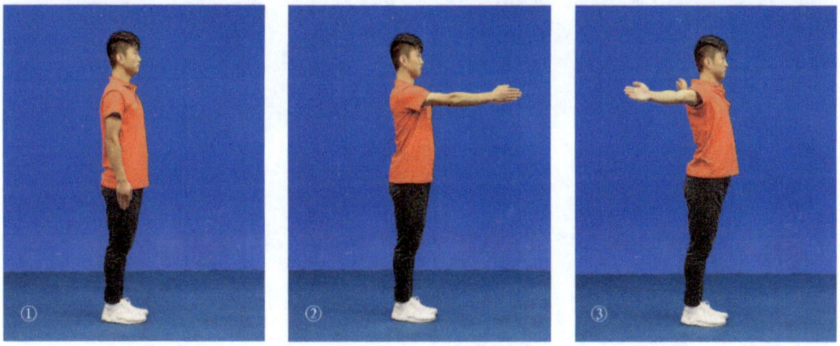

坐式呼吸操 第八节

2. 站式呼吸操

第一节 举手呼吸运动：直立，两臂自然下垂。两臂前平举，掌心相对，两臂上举并抬头看手，吸气；两臂还原到前平举，呼气。还原到预备姿势。

第二节 扩胸呼吸运动：直立，两臂自然下垂。左腿向左侧跨出一步，同时两臂胸前平屈后振，上体向左转体 90°，同时两臂侧平举后振，两脚不能移动，吸气；上体右转 90°，两臂胸前平屈后振，呼气，还原成预备姿势。两侧轮流，方向相反。

第三节　提臂呼吸运动：直立，两臂自然下垂。两手掌心向上，两臂弯曲，逐渐上提至下颌处，同时鼻子吸气；两手翻掌慢慢下按，同时呼气。

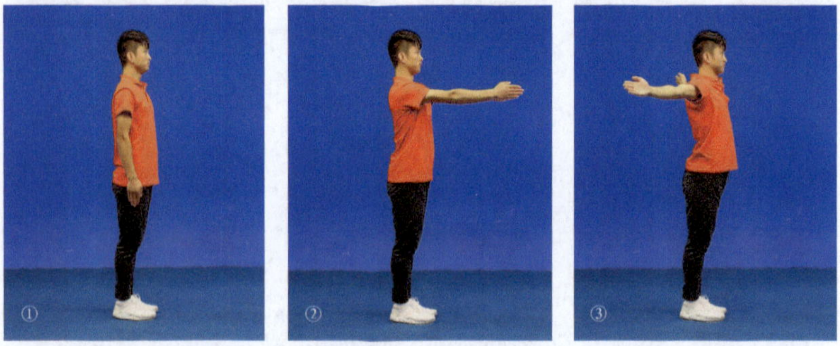

站式呼吸操 第一节

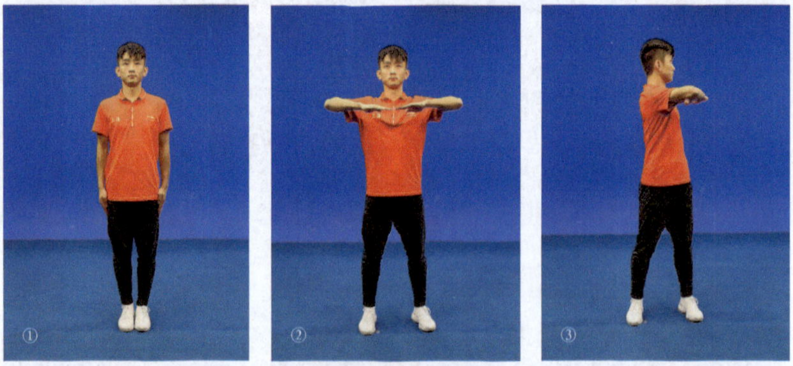

站式呼吸操 第二节

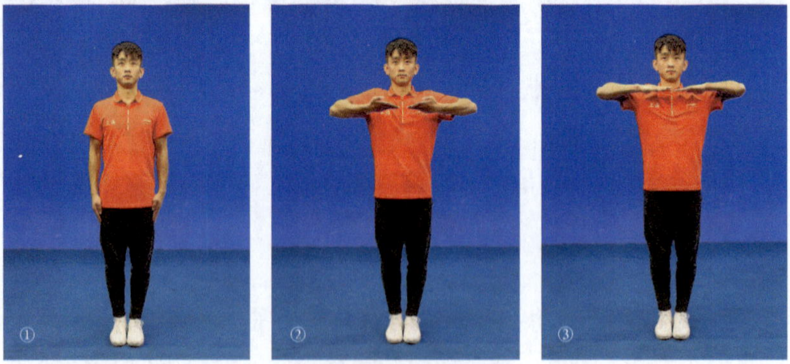

站式呼吸操 第三节

第四节　踢腿呼吸运动：直立，两臂自然下垂。两手叉腰，左腿伸直前踢，吸气；落下还原，呼气。双腿轮流。

第五节 展臂呼吸运动：直立，两臂自然下垂。两臂经前上举（掌心相对）吸气，同时左脚向左前方迈一步，重心落于左腿，右脚尖点地；两臂经前落下，呼气，同时左脚收回，还原动作。两侧轮流，方向相反。

第六节 转腰呼吸运动：直立，两臂自然下垂。右手掌搭左肩上，左手背贴在右侧后腰部，同时上体向左转，头稍低，眼看左脚跟，吸气；还原成预备姿势，呼气。两侧轮流，方向相反。

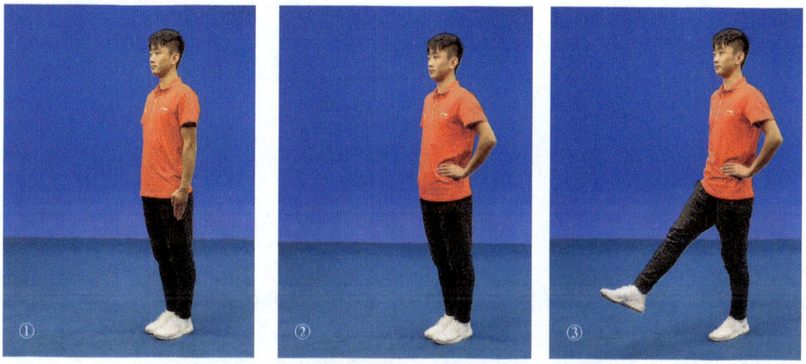

站式呼吸操 第四节

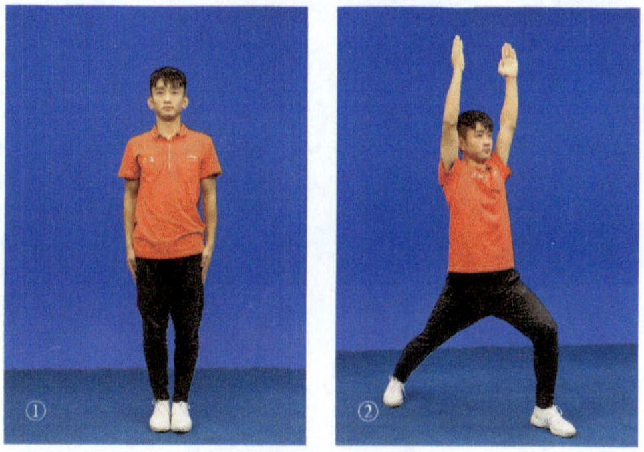

站式呼吸操 第五节

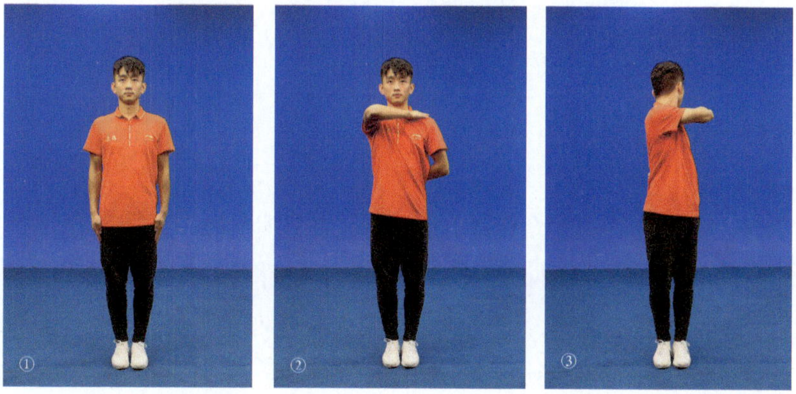

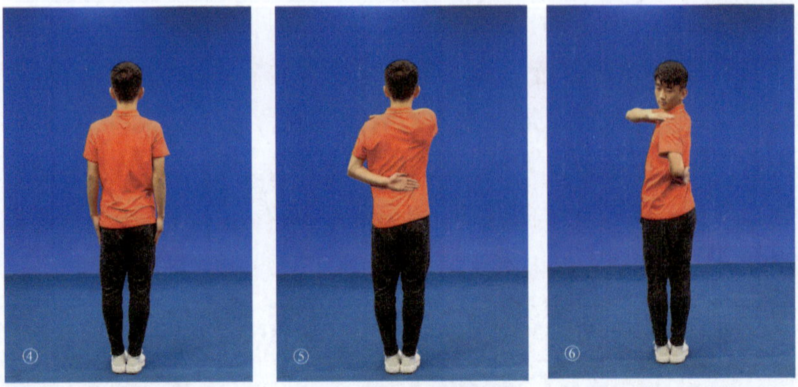

站式呼吸操 第六节

第七节　立位呼吸运动：直立，两臂自然下垂。提脚踵同时尽量吸气，落脚踵呼气。

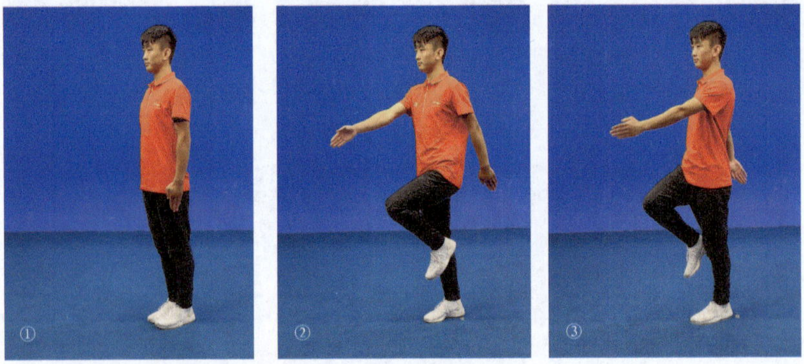

站式呼吸操 第七节

做完以后稍微进行身体的放松运动，也可以慢慢步行 5 分钟，感受呼吸操带来的身体上的变化。

两套呼吸操可以根据个人的需要自行选择，也可以两套轮流交替，每次练习 3 ~ 8 次，长期坚持下去能够很好地改善心肺功能。

二、健步走

健步走是一项流行的大众运动，特点是：易于学习，不易发生运动伤害；不受年龄、时间和场地的限制；讲究姿势、速度和时间的控制。健步走的速度和运动量介于散步和竞走之间，适宜的强度对老年人心肺功能的增强有很大帮助。

进行健步走之前应该先适当的活动一下肢体，保持全身放松，调整呼吸，使呼吸平静而均匀。进行健步走时在自然行走的基础上，躯干伸直、收腹、挺胸、抬头，随走步速度的加快而肘关节自然弯曲，以肩关节为轴前后自然摆臂，同时腿朝前迈，脚跟先着地，过渡到前脚掌，然后推离地面。健步走时，上下肢应协调运动，并配合深而均匀的呼吸。

在进行健步走练习时，根据自身情况可以选择不同的速度，速度越快锻炼效果越好，一般有三种速度可供选择：漫步走（每分钟 70 ～ 85 步）、中速走（每分钟 85 ～ 110 步）、快步走（每分钟 110 ～ 140 步）、极快速走（每分钟 140 步以上）。进行健步走锻炼时，每周保证 3 ～ 5 次；每次必须行走 20 ～ 30 分钟。走完之后不要立即停下来，至少再进行 2 分钟左右的慢走。

三、踏步运动

原地踏步运动对于不愿意出门锻炼的人来说是非常适合的，在家就可以随时运动。运动前做一些准备动作，如正压腿、弓箭步压腿和扩胸运动等；运动时调整呼吸，原地踏步走 20 分钟左右。长期坚持下去，可使平时心跳变的慢而有力，增强心肌的韧性和强度，减少心肺疾病的发生。

做原地踏步时，要求全身放松、抬头、目视前方、略挺胸、微收腹；两臂前后摆动，大腿带动小腿踏步，提足跟，脚尖不离开地面，练习 1 分钟，然后再抬高大腿，脚掌稍离地面，练习 2 分钟。步伐要轻松而稳健，自然而有节律，身体的重心落在脚掌前部，着地时，脚后跟在先，脚趾在后。速度上，大致为每分钟原地踏步 60 ～ 90 步，每次进行 15 ～ 20 分钟。踏步的同时，两手旋转按摩腹部，每走一步按摩一圈，顺时针方向和逆时针方向交替进行，可以增强胃肠道功能，适用于有胃肠道疾病的人。运动完后做一些扩胸运动、转体运动和踢腿运动等让紧张的肌肉放松放松。

四、游泳运动

1. 自由泳

【动作要求】强调配合的节奏，动作协调自然，以臂腿配合为基础。

【练习方法】

- 陆上模仿：①俯卧凳上做臂腿配合练习。②原地站立，上体略前倾，两

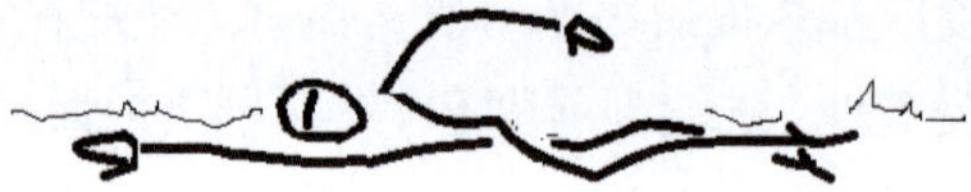

自由泳

腿原地踏步，两臂做连贯交替的划水动作，模仿自由泳的臂、腿配合技术。

• 水中练习：①蹬边滑行减速后，憋气打腿、划臂。②腿、臂、呼吸完整配合。

2. 蛙泳

【动作要求】一般采用划臂 1 次，蹬腿 1 次，呼吸 1 次的配合，即两臂外划时腿不动，抬头吸气（早吸气配合技术），内划时收腿、闭气；臂向前将伸直时蹬夹腿，臂腿伸直滑行时呼气。

【练习方法】

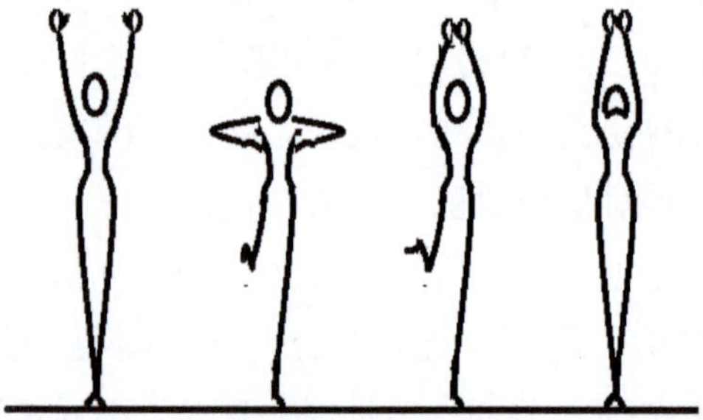

蛙泳陆上模仿

• 陆上模仿：原地站立，两臂上举并拢，掌心向前，按 4 拍做两臂和单腿配合的蛙泳模仿动作。①第 1 拍：两臂向侧下分开划动，腿不动。②第 2 拍：两臂向内划至胸前，一腿屈膝上提做收腿和翻脚动作。③第 3 拍：两臂向上伸直。④第 4 拍：腿向下弧形蹬夹，还原成预备姿势，逐步过渡到连贯进行。

• 水中练习：在臂、腿连贯配合蛙泳的基础上，加上抬头吸气的动作，形成完整配合技术。划手动作不能太快，抬头动作不能太猛。先练臂腿配合 2 次，呼吸 1 次的动作，然后过渡到臂腿配合 1 次，呼吸 1 次的正常蛙泳。在动作基本正确的基础上，逐渐增长游距。

3. 仰泳

【动作要求】身体平直地仰卧水面，两臂交替向后划水时，两腿不停地交替打水，打水 6 次，划臂 2 次，呼吸 1 次，即 6 ∶ 2 ∶ 1 配合方式，呼吸与手臂的配合动作为：一臂移臂时呼气，另一臂移臂时吸气。

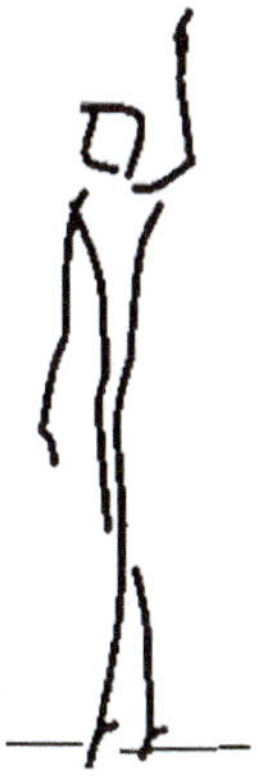

仰泳陆上练习

【练习方法】

- 陆上模仿：原地踏步（表示打腿），两臂做连贯交替的划水动作，模仿仰泳的臂、腿配合技术。以 6 ∶ 2 ∶ 1 配合模式为主。
- 水中练习：①蹬边滑行减速后，闭气打腿划臂。②腿、臂、呼吸完整配合。

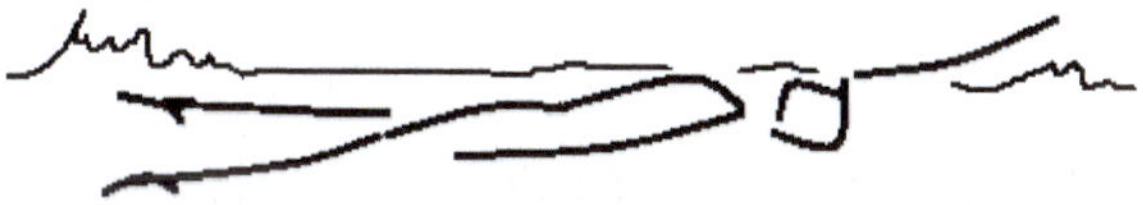

仰泳水中动作

4. 蝶泳

【动作要求】一般采用腿打 2 次，臂划 1 次，呼吸 1 次的 2 ∶ 1 ∶ 1 配合方式，即两臂入水前伸时打第 1 次腿，两臂划水前段时呼气，臂推水时打第 2 次腿，抬头吸气，空中移臂时头还原闭气。

【练习方法】

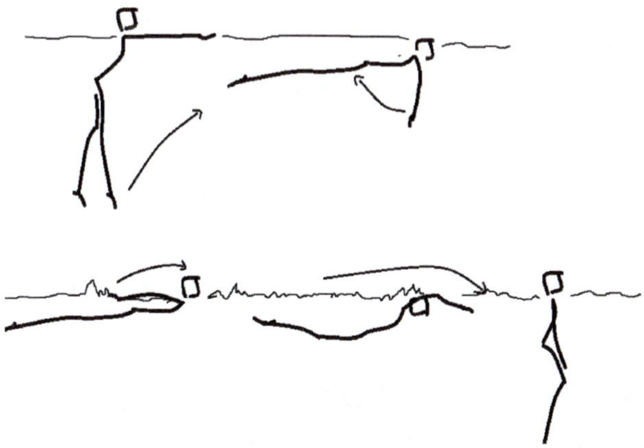

蝶泳

• 陆上模仿：原地站立，模仿蝶泳两臂的划水和躯干的波浪状摆动。两臂上摆模拟入水时，躯干做完第 1 次波浪状摆动，成屈髋提臀稍挺膝的姿势；当两臂下压至大腿边模拟出水时，躯干做完第 2 次波浪状摆动成稍屈髋的自然站立姿势。

• 水中练习：①长划臂（同蛙泳长划臂）结合海豚式打腿，俯卧低头闭气，做长划臂与海豚式打腿结合的动作向前游进。两臂前伸时做第 1 次下打水，两臂推水至大腿旁时做第 2 次下打水。基本掌握后，再配合抬头呼吸的动作。两臂开始抱水时抬头，在推水的过程中吸气，两臂前伸时头入水。（每次海豚式打腿动作分为上打和下打两部分，每个动作周期打腿两次。上打：当下打接近结束时，大腿为克服腿部自下而上的惯性，开始上打。下打的弹性使大腿开始上打。继续伸髋使腿部向上，上打结束时，开始下打。下打：鞭状下打动作开始于上打，当两脚上打过身体纵线之后大腿开始向下。水的自下而上的压力使小腿上屈，两脚内上转。当两脚接近水面时，小腿有力下打，直至完全伸直时为止。）②俯卧滑行后继续低头闭气，做 3 ～ 4 次海豚式打腿动作后再做 1 次蝶泳划臂动作。③一臂前伸不动，另一臂做自由泳划水，每划 1 次交换手臂，两腿做海豚式打水动作。这一练习可以采用自由泳侧转头式吸气。④俯卧滑行后继续低头闭气，做蝶泳 2 次腿 1 次臂的正常配合动作向前游进，基本掌握后加上呼吸动作：臂、腿做 2 ～ 3 个配合动作呼吸 1 次，逐步过渡到正常的 2 ∶ 1 ∶ 1 的完整配合。

5. 注意事项

（1）身体检查：老年人在游泳前要经过全面的身体检查，包括心率、血压、心电图等。

（2）选择好的水源：在游泳时尽量选择水流缓慢、水质清晰、无污染的游泳场地，而且要有医务人员监督的，以免出现意外情况。

（3）个人自我保护：游泳时如果不注意个人卫生，容易引起眼、耳、鼻的感染和疾病的发生，如红眼病、中耳炎、鼻炎等，为了防止这些疾病，除了注意个人卫生外还要搞好池水的消毒，掌握适合的呼吸、憋气的方法要领。

（4）运动监控：对于老年人来说，一般以蛙泳和仰泳为好，游泳时适当的安排运动量和运动强度。游泳时心率和速度有关，为了保持心率在合适的范围内尽量保持游泳的速度不要太快，如果发现心率明显加快或感到不适，应该停止运动进行检查。

（5）防止肌肉痉挛的发生：做好充分的准备活动，下水前用冷水淋湿全身，使身体适应冷的刺激；多做一些腰部和四肢的伸展拉伸运动；对于容易发生痉挛的肌肉进行适当的按摩；在疲劳、饥饿时不要下水游泳。如果发生痉挛不要紧张，进行适当的处理，如机体放松，转换游泳的姿势，及时向救生员求救。

（6）酒后禁止游泳：由于酒精对大脑机能有抑制作用，人的自控能力和判断思维能力降低，有的还会引起呕吐、休克等。而且酒后加大了身体与水温的反差，容易引起头晕、肌肉痉挛等，很容易发生溺水事件。

五、登山运动

1. 步态

登山健身者，会遇到不同路况的山路。首先要寻找轻松的，并能使自己的脚步放松的山路来进行锻炼。我们一般的行走状态是，脚后跟先着地，可是在登山中，这样的状态很快就会感到疲劳不堪，而前脚尖先着地也不好。

对于登山锻炼时脚落地的状态，也是众说纷纭。有的说前脚掌着地好，有的则说应该后脚掌着地，经过多年的实际经验和总结，中国登山协会的张志坚博士认为，登山时应该以全脚掌着地为宜。这样实际上是让脚做平面移动，可以节省体力，步伐轻松。

2. 步幅

那么登山锻炼到底用什么样的步幅好呢？张志坚博士认为：应该根据自己的活动量和感觉不断调整步幅。登山的前期为适应期，慢慢地身体开始出汗了，再后来就会打嗝，也就是我们的身体中的一些闷气开始排泄了，以这样的活动量为合适。另外，登山的步伐一定要匀速、不间断，即“不怕慢，就怕站”，这样还可以连续走几个小时，切忌“急行军”。

3. 下山时的落脚点

下山时，有可能遇到的是有浮土和石头、树枝的山路，脚踩地时容易引起滑动，尤其是下山时不易清晰地看到路况，这就要求我们在下山时注意这些情况。如果是较陡峭的下坡，应以后脚跟来谨慎地探索着着地，再让脚底全面着地。

4. 可能发生的症状

（1）胸闷与胸痛：在进行登山活动不久就感到胸前区发闷、发胀、发痛等症状，这是由于心脏缺血所引起的心疼痛或冷空气刺激支气管而引起的气管痛症状，可能有冠状动脉硬化。另外，心脏肥大者和贫血者也容易并发此症。一旦发生，应做检查，然后根据结果进行必要的处置。

（2）热抽筋：如果我们在长时间的登山过程中，出汗也就是失水过多的情况下，再加上不适当的休息，那么肌肉就可能抽筋。这时就应该立即休息，并按摩抽筋部位的肌肉，使其慢慢地舒展开来。同时，立即补充水分，最好是吃点带盐的食品。

（3）擦伤：我们在上山、下山时，有时一次跌倒，手或脚就会被岩石或树枝擦伤。如果是很小的伤口，就用随身带的创可贴简单包扎一下。如果是伤口很深，就要找纱布层层按压，然后包裹起来止血。

（4）头部外伤：如果恰巧头部发生外伤，山友或同伴应该就地观察是否有急性出血现象。如有应立即止血．注意不要鲁莽地搬动患者的头部，而应使其尽量保持安静。

（5）扭伤：关节忽然扭伤会伴随着肌腱组织撕裂或离位，伤者疼痛难耐，受伤部位肿胀，时间一长还会出现青肿斑。此时最好全方位活动关节，先确定是否扭伤，但不要过于剧烈地摆动伤处，否则会导致永久性损伤。用冷水浸泡伤处，可以缓解青肿，还可用绷带支持，抬高伤肢，充分休息。若继续走路就不要脱鞋，鞋还可起到夹板的作用，又不至于脱下来穿不上。

（6）中暑：坚持登山健身的朋友，一年四季不会改变。那么在烈日炎炎的盛夏季节，如何应对中暑的情况呢？人体中暑时，是由于累积了太多的热而使重要器官的温度升高到危险的程度。这时人的意识就会变得模糊；脉搏加快，头痛；虚弱；皮肤热烫。这时，附近的山友应该将患者就近扶到阴凉处，往患者的头上、身上泼水，人工降温，并灌十滴水、凉水等，在人中处涂抹风油精。有条件的，最好在实施这些方法后，就近抬下山去。

六、自行车运动

1. 骑行姿势

以休闲或有氧运动等为目的的骑行者，骑行速度 30 千米 / 小时，建议调整托架，伸直背部和手腕时肩关节的角度在 90° ～ 110° 的范围内，头略高，采取呼吸舒畅，减轻对腰部的负担的姿势。虽然调整了手把，但也可进行上斜坡时的用力蹬车，通过慢慢蹬车推压托架来支持上半身，以便轻松地蹬车，这种方法在比赛过程中也常被采取。

2. 动作方法

（1）踏蹬技术：踏蹬动作是自行车运动中最基础和关键的技术动作，良好的踏蹬技术可使运动员以最小的能量消耗得到尽可能大的功率，达到高速度。踏蹬动作是周期性运动，即在一个固定范围内，以中轴为圆心，以曲柄为半径，重复地进行运动。根据蹬转一周的过程中脚所在的位置不同，踝关节角度变化，踏蹬一周可分为四个阶段：①上临界区（上死点）；②工作阶段（用力阶段）；③下临界区（下死点）；④回转阶段（放松阶段）。

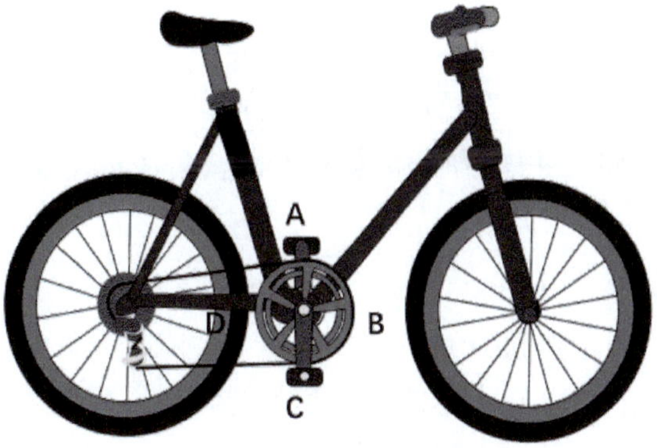

踏蹬技术示意图

脚在最高点 A 时，脚跟略下垂 8° ～ 10° ，踏蹬力量是朝前下方；用力逐渐加大到 B 点时，脚掌与地面呈平行状态，踏蹬力量最大；再向下，用力逐渐减小. 进入下临界区，肌肉开始放松，脚跟略向上抬起，到 C 点时，脚跟逐渐上提到 15° ～ 20° ；当脚回转到 D 点时又与地面平行，往上行，脚跟又向上提起，重新进入 A 点。自由式踏蹬，符合力学原理，用力的方向与脚蹬旋转时所形成的圆周切线相一致，减少了膝关节和大腿动作幅度，有利于提高踏蹬频率，自然地通过临界区，减少死点，使大腿肌肉也能得到相对的放松。

（2）平地直线技术：平地直路骑行的时候，首先是要稳，上身不要晃，要“稳如磐石”，但不是僵硬，而是全身放松。发力是从臀部开始，带动大腿，再带动小腿。不要使用小腿和脚踩的力量，应该体会把小腿和脚作为传力杠杆的感觉。

（3）上、下坡骑行技术：上坡骑行要尽量保持正常的踏蹬动作，遇到短距离坡路，应充分利用惯性原理，轻松地踏蹬；遇到漫长的上坡，要根据自身的体力状况及时调整变速器来调整传动比，不要等到骑不动和速度完全降下来时才调整变速器，要坚决避免重新启动的现象出现。下坡骑行要尽量保持高速骑行，而且随时准备果断处理路面上出现的任何情况；不仅要充分利用车子运动惯性滑行，而且要敢于主动踏蹬，调整变速器来调整传动比，加大速度。高速转弯时，运动员身体和车子要尽量保持一致，向里倾斜，上体和车子保持一条直线，以克服离心力。倾斜角度根据速度和弯道大小而定，但一般不得超过28°，否则有滑倒的危险。

（4）转弯

- 大弯道

半径大的弯道．转弯时要求运动员身体与车子以同样角度向里倾斜，即使上体与车身在一条直线上，车子的倾斜能克服离心力。一般情况车子倾斜度若是大于30°，车轮将失去与路面的摩擦力，就会使运动员因离心力的作用从车上摔下来。

- 小弯道

运动员的躯干几乎保持垂直姿势（略往里倾斜），而车子要往里倾斜角度大于躯干。半径越小的弯道速度越大，车子的倾斜也应该越大。一般情况车子倾斜度在30°～40°通过半径较小的弯道即可。也可以将里侧的膝部尽量朝里。如果所坐的鞍座与车把离得很近，怕膝盖碰到车把上，把膝部向里侧移；如果弯道的半径非常小，如在狭窄公路的弯道，为了避免掉下来，把膝部向里侧移也是必要的。

3. 注意事项

（1）运动前要做好充分的准备活动，尤其要注意加强容易受伤部位的活动，如膝、踝关节、腿部肌肉等。

（2）运动后有时会出现疲劳状况，要利用一些手段促进疲劳的消退，一般常用的手段有：休息、合理营养、按摩及牵拉等。

（3）参加自行车运动要了解自行车相关基本知识，如自行车的维护和维修等。

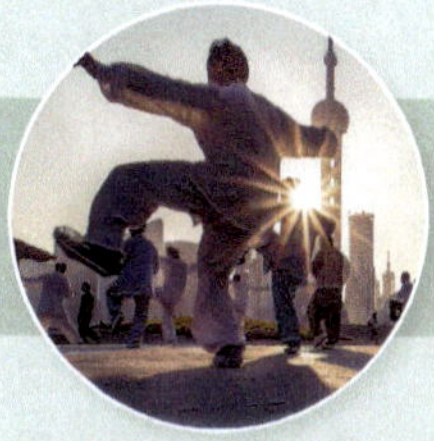

第四章

老年人运动损伤的防与治

老年人运动损伤的种类

一、抽筋

肌肉痉挛俗称抽筋，指肌肉发生不自主的强直收缩所表现的一种现象，不受主体意识支配，肌肉处于紧张、僵硬状态，通常是由于乳酸积累而引起，这种症状在运动中较为常见，且多发生在大强度的运动项目中，如游泳、田径等，体操项目中也常有发生，痉挛可以发生在任何一块肌肉上，最常见的是小腿腓肠肌，其次是足底的屈拇肌和屈趾肌等部位。

二、关节和韧带的创伤

关节的创伤分为脱位（完全地脱离关节关节表面）与半脱位（部分脱离关节表面），均会造成关节的松弛或不稳定。

韧带的创伤称为扭伤，分为一级扭伤（韧带部分撕裂，没有关节失稳），二级扭伤（韧带部分撕裂，轻微的关节失稳）或三级扭伤（韧带完全撕裂，关节完全失稳）。

三、撞伤（直接的创伤）或拉伤（非直接的创伤）

肌肉的撞伤是指受伤肌肉的周围组织中血液和液体的过度推挤，这会严重限制受伤肌肉的活动。肌肉拉伤是指肌纤维组织的撕裂，分为三级：第一级为单一肌纤维部分撕裂，肌肉活动时仍可产生力量，但会有疼痛感；第二级为部分肌纤维的撕裂，肌力减弱且肌肉活动时疼痛；第三级为完全肌纤维撕裂，肌肉活动时无疼痛感但明显无力。肌腱与肌肉相同，当所受张力负荷超过它的承受范围时，也可能撕裂。一般而言，肌腱的胶原纤维强度比其所附着的肌纤维强，因此伤害较容易出现在肌腹、肌肉肌腱连接处和肌腱与骨骼连接处，而较少发生在肌腱本身。

四、细微创伤或过度使用

细微创伤或过度使用，是由于持续地运动或缺少足够的恢复时间，产生组织的重复使用和异常压力所引起的创伤。过度使用损伤的原因可能包括错误的训练（例如不正确的运动处方）、不适合的训练场地（例如地面太硬或不平整）、在运动表现时错误的生物力学或技巧、不适当的动作控制、柔韧性不良或是骨骼排列不正常与易受伤的身体素质。骨骼与肌腱是两个容易发生过度使用伤害的部位。最常见的骨骼部位过度使用性损伤是疲劳性骨折，通常由在硬的地面上进行过多的训练造成。肌腱炎是指肌腱部位的炎症，如果不明确炎症的原因，变会发展为慢性肌腱炎或肌腱病变。

五、骨折

骨折指骨的完整性或连续性中断，骨折可以发生在人体的各个部位，大多是以骨骼难以承受外界压力造成的。根据骨折端是否与外界想通分为闭合性骨折（骨折外皮肤或黏膜完整，骨折断端与外界不相通）和开放性骨折（骨折附近的皮肤或黏膜破裂，骨折断端直接或间接与外界相通。

六、跌倒

跌倒是指无意图地摔倒在地上或一些更低的平面上。据统计 65 岁以上的老年人每年约有 1/3 的人跌倒 1 次或多次，并随着年龄的增长而增加。跌倒可严重影响老年人的健康及生活质量，其中近一半的跌倒会引起严重的损伤，如脑外伤、骨折等躯体损伤及焦虑、恐惧等心理损伤，成为诱发老年人死亡的重要因素之一。

老年人运动损伤的预防

在对 1 188 例因运动损伤而入院治疗的老年患者的问卷调查统计后发现，能使老年人出现损伤的主要原因包括运动习惯、运动场地选择不当、气候条件较差时仍然坚持运动、每次运动超过半小时、情绪不佳时仍然坚持运动、身体欠佳时仍然坚持运动、疲劳状态下仍然坚持运动、准备活动时间不足、强对抗运动时缺少护具保护、睡眠时间不足、安全知识了解较少这 11 个因素。因此，重视老年人运动损伤的预防和如何处理伤后康复至关重要。

一、运动损伤预防

1. 预防原则

老年人运动前应做好相应的准备活动，一般以 10 分钟左右为宜，准备活动量不易过大，以身体发热或轻微出汗为准，可采用伸展运动、慢走等保护心脏、肌肉和关节避免损伤。准备活动的内容应根据身体活动内容来选择，准备活动和正式运动时间相差不宜过长。

老年人运动中应避免运动量过大、过猛的激烈运动，往往易破坏人体内外运动平衡抑制免疫系统功能，加速体内外某些器官的严重磨损，出现疲劳性损伤和一些生理功能的失调。

2. 跌倒的预防

老年病区及生活环境应有足够的亮度，光线分布应均匀并避免闪烁；地面应平坦而不容易导致滑倒，通道不应有障碍物；座椅应较高使之容易站起；病区的走廊、楼梯口要设椅凳，以备行走间短暂休息；沙发勿过度松软、凹陷。走廊、厕所、浴室要设扶手，以防滑倒。

还应向老年人讲授跌倒的不良后果以及预防跌倒的措施，对其宣教下楼要扶扶手，转身动作要慢，以防跌倒。提醒老年人生活起居做到3个30秒，即醒后30秒再起床、起床后30秒再站立、站立后30秒再行走。为了防止因直立性低血压而跌倒，上厕所最好用坐厕而不用蹲厕，晚上在床旁使用便器小便。从椅子中站起时动作应缓慢或扶稳椅把或有人搀扶，以减少跌倒。

二、运动场所的选择

运动场所可分为两类，即室内以及户外。老年人在进行运动时，可结合运动类型、天气情况以及个人喜好等情况，选择室内或者户外进行运动。

1. 室内运动

室内运动，受天气影响、空气污染程度影响小，自主选择性较强，老年人能够随意地安排运动计划，随时随地进行运动。如选择在家、健身房进行运动。在冬季，下雨天或外出不便时，可选择在室内进行运动，同样可以达到增强体质，促进健康的目的。选择在室内进行运动时，为了安全运动，健康运动，以下事项需引起注意。

（1）空气流通：在室内进行有氧运动时，需要新鲜的空气来保证体内新陈代谢的顺利进行，若室内没有进行良好的通风，则室内的废气不断循环，将导致一些流行性疾病发生。所以在室内进行运动前一定要保证良好的通风。

（2）温度稳定：当环境温度在4 ~ 30℃时，人体感觉最为舒适。而在运动过程中，人体代谢加快、产热加剧，同时身体与环境的热交换也会增加，这时最为适宜的环境温度为15 ~ 22℃。在这个温度下，人体内外温差适宜、热交换稳定，体内代谢不会出现紊乱，人体温度将维持在相对稳定的37.5℃上下。在室内进行运动时，要尽量将室温控制在15 ~ 22℃，避免过冷或过热，选择最佳温度。

（3）湿度适宜：空气湿度过大或过小时，都将有利于一些细菌和病毒的繁殖和传播。经测定，当空气湿度高于65%或低于38%时，病菌繁殖滋生最快。这时，空气中存在大量的细菌与病毒，这些细菌、病毒会随着跑者跑步时的剧烈呼吸进入人体，影响身体健康。一般情况下，人体静态的适宜湿度为是30% ~ 60%；当湿度在40% ~ 60%时，进行如慢跑等强度不高的运动会感到较为舒适。而在气温适宜的前提下，50% ~ 60%的相对湿度则为跑步锻炼的最适湿度范围。在这样的湿度环境下，人体排汗正常、呼吸顺畅、体内调节机能稳定，既不会出现闷热、气喘的症状，也不易沾染细菌或感染病毒。

(4) 空间宽敞：运动时难免会有幅度较大的动作，若运动空间狭小，则会有磕碰或被坠物砸伤的风险，所以在运动前应张开双臂进行前后左右上下方向的距离测量，确保有足够的运动空间

(5) 卫生清洁：在运动中如使用运动器材，如瑜伽垫，瑞士球，哑铃等，切记进行定期清洁。使用健身器材的时候，身体会和器材有大面积的接触，身上的汗液、细菌都容易留在器械上，这样容易造成细菌病毒传播，威胁健康。擦汗毛巾也需要勤换多洗。

2. 户外运动

户外运动在锻炼身体的同时，还可以与朋友一起可以体验户外风景，聊天畅谈，对于老年人来说也是较好的选择。户外的运动项目主要以低强度的有氧运动为主，而不应该选择运动强度过大、速度过快的运动项目。

三、自我调节

老年阶段是每个人人生经历的最终阶段，生理和心理特点都与青壮年不同，老年人自身要调整心态，认同年龄增长伴随的变化，要保持家庭和睦，学习新知识，保持良好的心态才能更健康长寿。

首先，对各种事情倾注热情，积极参与生活。无论在什么情况下，把握住热情，并与之为友，那么埋在心头的阴霾就能驱散。当自己不悦时，将全部精力投入到丰富多彩的生活中，就会感到其乐无穷。其次，保持和创造愉快的心境。树立乐观的态度，是克服不良消极情绪的制胜法宝。每个人可以依据自己的情况，去设想和创造一个心情愉快的环境。情绪虽有外界因素，但人是可以控制情绪的。困难面前不气馁，委屈面前不怨人，知足者常乐。经常参加社交活动对于老年人的生活也尤为重要。经常参加社交活动有益身心健康，在交往过程中给予他人帮助，有益长寿。如果你朋友不多，建议多参加社会组织或者志愿工作。

当拥有了积极健康的生活态度以及良好的社交圈后，对于坚持运动来说，老年人的自我调节还包括以下方面。

1、给自己多种选择

老年人要每天保持一定的运动量来维持身体健康，无论是体育运动还是有规律的活动都很好。选择适合自己日常习惯和需要的项目，选择自己感兴趣的项目，根据自己的经济能力和健康情况酌情选择。

2、做你喜欢的

如果喜欢一个人运动，可以试试游泳、园艺或者散步；如果喜欢两个人搭档练习，可以选择网球或跳舞；喜欢集体活动，可以选择篮球或一些健身课。

3、结合自己的作息时间和预算进行选择

既可以每天都安排几次短时间的运动，或者每周固定运动几天，其他时间休息，也可以将运动作为每天必须完成的一项任务，如遛狗或者做家务。还可以从图书馆借一些运动指导光盘，或者利用社区里的老年人健身中心。根据自己的经济状态选择适合自己的运动。快步走、扫落叶或者爬楼梯等运动都是免费或者低成本的，而且不需要器械。

4、选择类型要丰富

有的人倾向于只做某一项运动并且认为这就足够了。其实，应该考虑进一步丰富运动项目类型。尽量选择一些能兼顾柔韧性、力量、耐力和平衡的运动。因为每个类型的运动都有它独特的好处，提高其中一种能力也能帮助你提高其他能力。另外，丰富的运动类型不会让人感到乏味，还能避免造成运动损伤。

四、康复原则

1. 愈合组织不能承受过度应力。

运动员在康复过程中，只有达到特定标准后才能从一个阶段过渡到下一阶段；康复计划必须依据目前的临床和科学研究。

2. 关节活动度

每日进行 1 ～ 2 次关节活动度（屈、伸）的练习，力求角度有所改善。早期应避免反复屈伸，多次练习，以免造成肿胀。

3. 恢复关节活动度

损伤后关节因软组织粘连、挛缩、增厚而使关节的活动度减小，灵活性下降。恢复关节活动度的有效方法是主动配合治疗，特别是中药熏、各种理疗和针灸、推拿等。

4. 加强健侧训练

除受伤肢体保护外，其余身体部位（如健侧上下肢、腰腹部等）应尽可能多地锻炼，以确保身体素质、提高整体循环代谢水平。

老年人常见运动损伤的应急处理

一、抽筋

1. 症状

抽筋主要的症状包括身体上某一部位的一组或几组肌肉突然、剧烈、不自主地收缩。抽筋虽然仅持续几分钟，但是发作过后肌肉的不适感或触动可持续几小时。

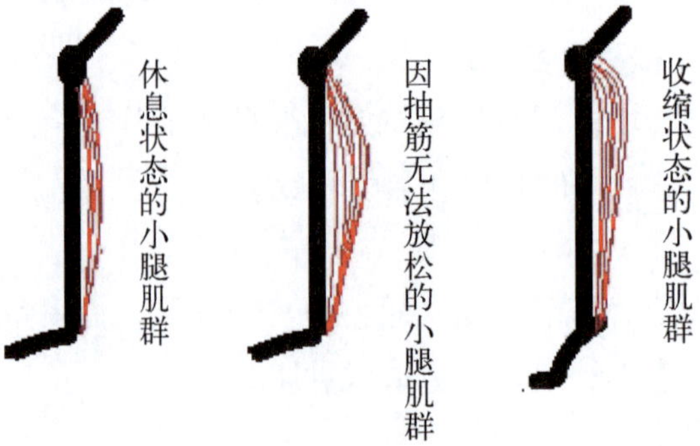

不同状态下小腿肌群的活动

2. 抽筋的现场急救处理

一般抽筋不会立即危害生命，所以不必过分惊慌。发生急性肌肉抽筋时，要停止运动。并主动拉伸或被动拉直疼痛肌肉。在牵拉抽筋的肌肉时切忌用力过猛，宜均匀缓慢，以免拉伤肌肉，按摩松解疼痛或热敷松懈肌肉紧张。如因大量出汗引起的抽筋，应及时饮用淡盐水或运动饮料。

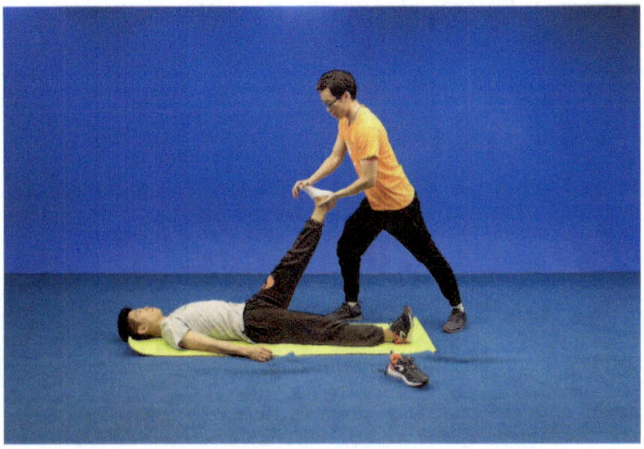

小腿抽筋时的拉伸方法示例

小腿抽筋时的拉伸方法

3. 抽筋的预防

（1）保持适量运动：我们应该都发现一个规律，经常运动的人比较少会抽筋。建议老年人养成良好的运动习惯，保持运动量，同时临睡前可用温水洗脚和小腿。

（2）多拉伸肌肉：最好在运动前后、睡觉前伸展一下肌肉，尤其是容易抽筋的肌肉部位，此外，还要注意保暖。

（3）做好热身活动：老年人在进行运动前，做好热身活动，一来可以对抽筋有很好地预防作用，二来可以更有效地动员肌肉运动，使运动效果更佳。

（4）补充足量水分：要保持经常喝水的习惯，尽量不要在口渴的时候才想起喝水，特别是大量出汗时更是应该补充足量盐水，防止机体盐丢失过多。

（5）穿着舒适的运动装：宽松的运动服和舒适的运动鞋可以使身体置于舒适的运动状态，减轻肌肉的负担。

（6）饮食中补充微量元素：抽筋有很多部分的原因是身体缺钙，所以最好在饮食中吸收足够的钙。喝牛奶和豆浆可以补钙，吃蔬菜和水果可以补充各种微量元素。

（7）多晒太阳：太阳光中的紫外线可以促进我们人体钙的合成，同时也可以促进钙质的吸收。因此，多晒太阳可以对因缺钙而造成的抽筋起到很好地预防作用，也可以防止老年人钙质的丢失。

二、小量出血

1. 症状

一般指皮肤有伤口，血管破裂，肉眼可以看见，血流量不大。

小量出血处理

2. 现场急救处理

若出现伤口，出血，首先用酒精棉消毒，或应马上用净水器过滤的自来水或消毒井水、冷开水清洗，再用邦迪包扎伤口；若是被锈铁所伤，应首先用消毒凉水或冷开水冲洗（切忌用肥皂洗涤），然后立即就医。

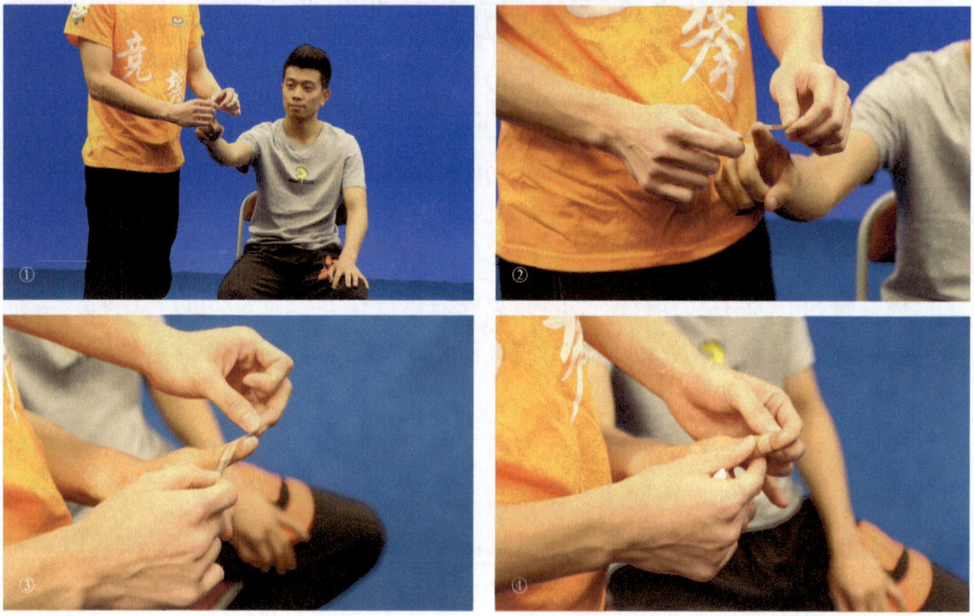

小量出血处理

止血的方法是用清洁的布块、毛巾（最好是消毒纱布）等垫在伤口上，直接压迫 10 ~ 20 分钟止血。血止住后，用包带轻轻包扎，注意别包得过紧，以能压住出血为度，然后上医院处理。切忌用脱脂棉花、草纸垫在伤口处，也不能在伤口上涂药物。应在 6 小时内消毒处理，以防感染化脓。

三、大量出血

1. 症状

皮肤有伤口，伤口较大，或较深，血流量较大较急。

2. 现场急救处理

最好在止血之前，清洗干净双手，并且戴上医用手套以免受到感染。不要把已经移位的器官移回原位。对于其他情况的大量出血，请跟从以下步骤。

（1）出血伤口周围的血块、血浆等不要去擦洗，伤口内的玻璃片、小刀等异物也不要勉强拔出，因拔出后可能引起大出血，应马上送医院处理。

（2）让伤者躺下。如果可以的话，把伤者的头置于稍微低于其身躯的位置，又或者是稍微抬高伤者的双腿。这样做是为了更好地使血液流向大脑，以减低昏厥的风险。可以的话，抬高一下伤者的出血点。

（3）戴上手套之后，移走伤口上明显的污垢或者残留物。不要移走任何较大或者深藏于伤口里的物体。此时，不要探查伤口，也不要尝试去清理它。要记住的是主要任务是止血。

（4）直接对伤口施加压力，直到成功止血为止。对伤口施加压力，一直按住伤口，持续至少 20 分钟，不要时不时地放开手看看伤口是否已经止血了。使用一条消毒过的绷带，干净的布甚至是一件衣服包扎伤口。如果身边没有可以包扎的材料的话，就直接用自己的手来止血。

（5）不要移走纱布或者绷带。如果伤口持续出血，血液已经渗出到纱布上或者渗出到其他用来包扎伤口的材料上，切记，不要把这些包扎伤口的材料拿走。相反，应是用更多吸收力好的材料包在伤口上。

（6）一旦止血成功，要让受伤部位固定不动。不要拆掉绷带，应让它一直绑住伤口。然后尽快把伤者送到急救室。

四、内出血

1. 症状

（1）体腔内出血（例如耳朵出血，鼻出血，直肠出血或者阴道出血）。

（2）吐血或者是咯血。

（3）在脖子、胸膛、腹部或者在肋骨和臀部之间的侧面有淤伤现象。

（4）伤口已经渗入到头骨，胸腔或者腹部。

（5）腹部压痛，很可能伴有腹肌硬化或者腹肌痉挛。

（6）骨折。

（7）休克。

2. 现场急救处理

如果你怀疑是内出血的话，应直接拨打120。对内出血保持高度的警惕性。认真了解伤者的受伤经过和受伤情况，比如高处坠落，表面看起来无伤口，但是要初步检查伤者意识、呼吸、脉搏，尤其是皮肤颜色、温度、末梢循环的状况，有条件可检查血压，必要时进行心肺复苏，对患者进行抢救。尽快安全送院，进行确诊治疗。安静休息，减少活动，相对固定怀疑内出血的部位，使血流速度降低，促进凝血，达到止血的目的。腹腔内出血采取的体位：双下肢屈曲，膝下可垫高，减轻腹壁张力，协助止血。

内出血现场急救处理

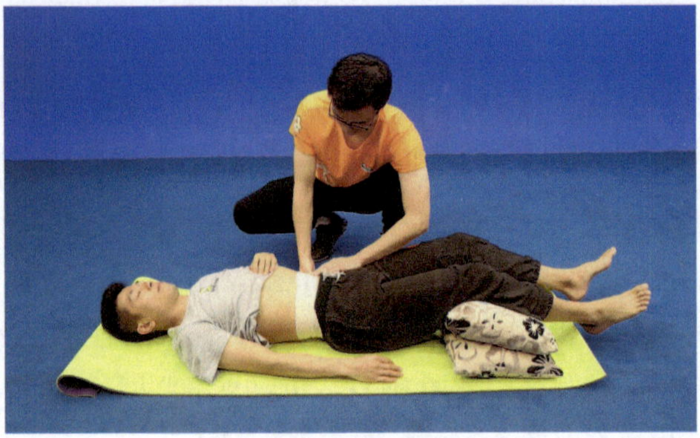

内出血的处理示例

3. 预防

选择宽敞无物的场地进行锻炼，锻炼前应注意周边环境是否有异物会导致受伤。老年人最容易出现出血的状况是跌倒，对老年人跌倒要有足够的重视，应立足于预防。预防的目的是在不妨碍老年人日常活动和自主功能的条件下，尽量减少跌倒发生的危险性。

五、骨折

1. 症状

（1）全身表现：骨折后一般患者体温正常，患者出血较大的骨折，血肿吸收时，体温略有升高。此外当患者骨折后出现出血，量达2 000ml以上，引起人体出血性休克。

（2）局部表现：①所有骨折患者都会感到骨折部位的疼痛。②将受伤部位与健侧作比较，易发现畸形。③骨折周围软组织的血管破裂容易出血，所以在骨折周围形成血肿。软组织也因受伤而发生水肿，表现为患肢肿胀。④肢体因骨折失去杠杆作用和支撑作用及剧痛，肌肉抽筋造成的功能障碍。⑤当骨折处被移动时，可能听到骨头摩擦音，或感到骨头断端摩擦感。为不增加伤者的痛苦，不应有意做这种检查。

当患者出现以上表现特征后，均可能为患肢骨折，应立即根据实际情况，对骨折患肢进行临时固定，并使伤者安全、迅速地被运送到医院，尽快得到治疗。送至医院经过 X 线诊断，确认不是患肢骨折后，方可排除。

2. 现场急救处理

（1）减轻疼痛：可在受伤部位用冷水袋或冰块冷敷，此法也可减少伤处肿胀和出血。

（2）处理伤口：若发现伤口并出血状况下，应及时止血，并立即用纱布或干净布包扎了伤口，以防伤口继续被污染。伤口表面的异物要取掉，外露的骨折端，切勿推入伤口，以免污染深层组织。

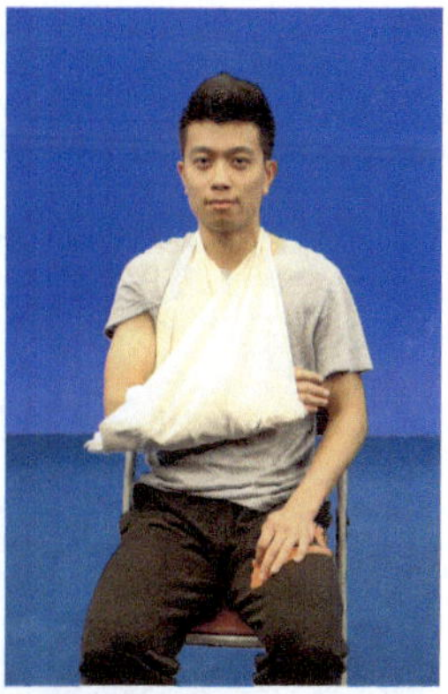

小臂骨折临时固定方法示例

（3）固定骨折部位：主要目的是可避免骨折端在搬运时发生移位而损伤周围软组织及血管神经或内脏，并可减轻疼痛，便于搬运。暂时的固定力求简单而有效，不要求对骨折准确复位，开放性骨折有骨端外露者更不宜复位，而应原位固定。

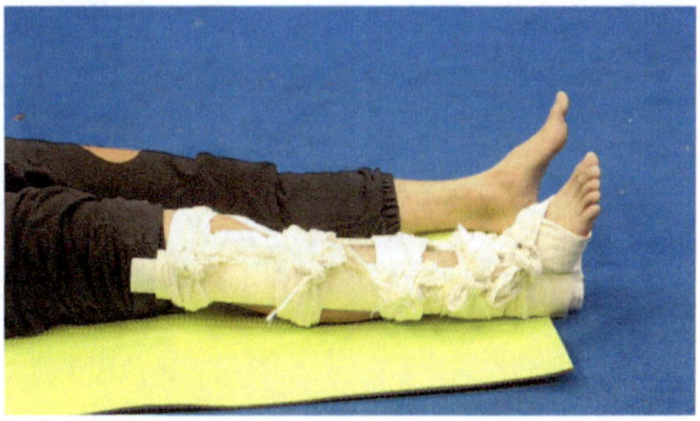

小腿骨折临时固定方法示例

小臂骨折临时固定方法

小腿骨折临时固定方法

- 固定材料：在紧急条件下，除应用制式夹板外，还应灵活地采用一切就便器材，如木板、木棍、树枝、竹竿、消防铁锹等，在无就便器材可以利用时，伤者的躯干、健肢也能起固定伤肢的作用。如一侧下肢骨折，可固定于健肢上，上肢骨折可固定于胸侧部。
- 敷料及衬垫：在夹板和伤肢的皮肤之间，一定要用棉花、纱布、衣裤、毛巾等垫好。固定夹板的材料，可用三角巾、绷带、手帕及其他系带等。

• 注意事项：①若有开放性骨折，应先用干净毛巾、手帕、布料等覆盖伤口后，再使用夹板固定。②用夹板固定骨折需在夹板下用毛巾或衣服作衬垫，以防夹板直接压迫神经及皮肤使用夹板的长度能将骨折部位上、下两个关节同时固定。③使用夹板时不可绑得太紧，以免影响正常的血液循环。为便于观察末梢血液循环状况，要让手指或脚趾露出。④对于大腿、小腿及脊柱等骨折的固定，在固定前不要无故移动伤肢和伤员。为了暴露伤口可以剪开衣服，以免加重病情，增加伤员痛苦。⑤如有露出伤口的骨片，不能放回伤口内，以免使伤口感染，也不要去除骨片，应妥善保护，交由医生处置。固定后的伤肢要注意保暖。

开放性骨折临时固定方法

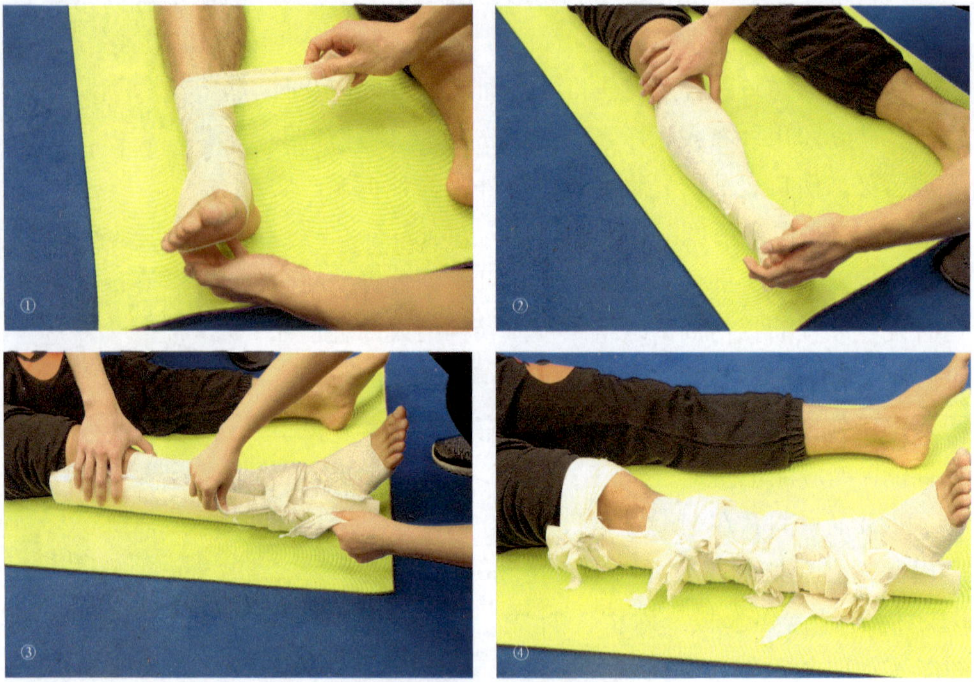

开放性骨折临时固定方法示例

（4）勿随意搬动：尤其在对伤情不了解时更应如此，也不必急于脱去伤者衣服、鞋袜等，以免过多搬动肢体增加伤者痛苦，必要时可用剪刀剪去伤者衣袖、裤管等。

（5）应急处理后，应立即送至医院，交由医生处理。

六、跌倒

发现老年人跌倒，不要急于扶起，要分情况进行处理。

1. 意识不清

（1）立即拨打急救电话。

（2）有外伤、出血，立即止血、包扎。

（3）有呕吐，将头偏向一侧，并清理口、鼻腔呕吐物，保证呼吸通畅。

（4）有抽搐，移至平整软地面或身体下垫软物，防止碰、擦伤，必要时牙间垫较硬物，防止舌咬伤，不要硬掰抽搐肢体，防止肌肉、骨骼损伤。

（5）如呼吸、心跳停止，应立即进行胸外心脏按压、口对口人工呼吸等急救措施。

（6）如需搬动，保证平稳，尽量平卧。

2. 意识清楚

（1）询问老年人跌倒情况及对跌倒过程是否有记忆，如不能记起跌倒过程，可能为晕厥或脑血管意外，应立即护送老年人到医院诊治或拨打急救电话。

（2）询问是否有剧烈头痛或口角歪斜、言语不利、手脚无力等提示脑卒中的情况，如有，立即扶起老年人可能加重脑出血或脑缺血，使病情加重，应立即拨打急救电话。

（3）有外伤、出血，立即止血、包扎并护送老年人到医院进一步处理。

（4）查看有无肢体疼痛、畸形、关节异常、肢体位置异常等提示骨折情形，如无相关专业知识，不要随便搬动，以免加重病情，应立即拨打急救电话。

（5）查询有无腰、背部疼痛，双腿活动或感觉异常及大小便失禁等提示腰椎损害情况，如无相关专业知识，不要随便搬动，以免加重病情，应立即拨打急救电话。

（6）如老年人试图自行站起，可协助老人缓慢起立，坐、卧休息并观察，确认无碍后方可离开。

（7）如需搬动，保证平稳，尽量平卧休息。

（8）发生跌倒均应在家庭成员 / 家庭保健员陪同下到医院诊治，查找跌倒危险因素，评估跌倒风险，制定防止措施及方案。

主要参考文献

冯晓丽，方子龙，陆一帆．老年体育活动指导师实务培训 [M]. 北京：中国劳动社会保障出版社．2015

王人卫，刘无逸．运动伤害事故处理与急救 [M]. 北京：人民体育出版社 .2011.12

何亚娟，程少强．双重任务起立步行测试预测老年人跌倒的有效性研究 [J]. 实用老年医学，2016(9):726–728.

加拿大卫生公共部．体力活动指南 [EB/OL]. http://www. Canadian Physical Activity，https://www.csep.ca/guidelines [2017–06–05].

李爱君，高瑞尧，郑琦玮，等．提高老年人肌肉力量和心肺功能的运动处方研究进展 [J]. 中国康复理论与实践，2017, 23(2):179–184.

美国国立卫生研究院．Exercise and physical activity [EB/OL]. https://www.nih.gov/.

谭景旺，吴雪萍．全身振动训练对老年人下肢功能和慢性疾病影响的研究与进展 [J]. 中国组织工程研究，2017, 21(8):1288–1293.

王清，李汀，魏星．肌肉力量测量方法 [J]. 体育科学，1993(1):18–27.

郗昕，胡景萍，陈红艳，等．养老院老年人的身体功能状态与运动干预的相关性研究 [J]. 中国康复医学杂志，2017, 32(1):59–63.

Chapman S B, Spence J S, Aslan S, et al. Enhancing Innovation and Underlying Neural Mechanisms Via Cognitive Training in Healthy Older Adults[J]. Frontiers in Aging Neuroscience, 2017, 9:314.

De Oliveira M R, Da S R, Dascal J B, et al. Effect of different types of exercise on postural balance in elderly women: A randomized controlled trial. [J]. Archives of Gerontology & Geriatrics, 2014, 59(3):506.

Emerson K G, Gay J. Physical Activity and Cardiovascular Disease Among Older Adults: The Case of Race/Ethnicity[J]. Journal of Aging & Physical Activity, 2016:1–15.

Ikudome S, Mori S, Unenaka S, et al. Effect of Long–Term Body–Mass–Based Resistance Exercise on Cognitive Function in Elderly People.[J]. J Appl Gerontol, 2016.

Lee D A, Lalor A F, Russell G, et al. Understanding temporal relationships between depression, falls, and physical activity in a cohort of post–hospitalized older adults – a breakthrough or a conundrum?[J]. International Psychogeriatrics, 2017:1.

Yu–KaiChang, Chia–Liang TSai, Chia–Liang Huang, et a1.Effects exercise on cognition in late middle adults:General or specific cognitive improvement[J]. Joural of Science and Medicine in Sport, 2013,833.